Toshihide Kuroki

微視《オタク》的精神医学私記

黒木俊秀著作選集

創元社

著者自慢のオタク部屋

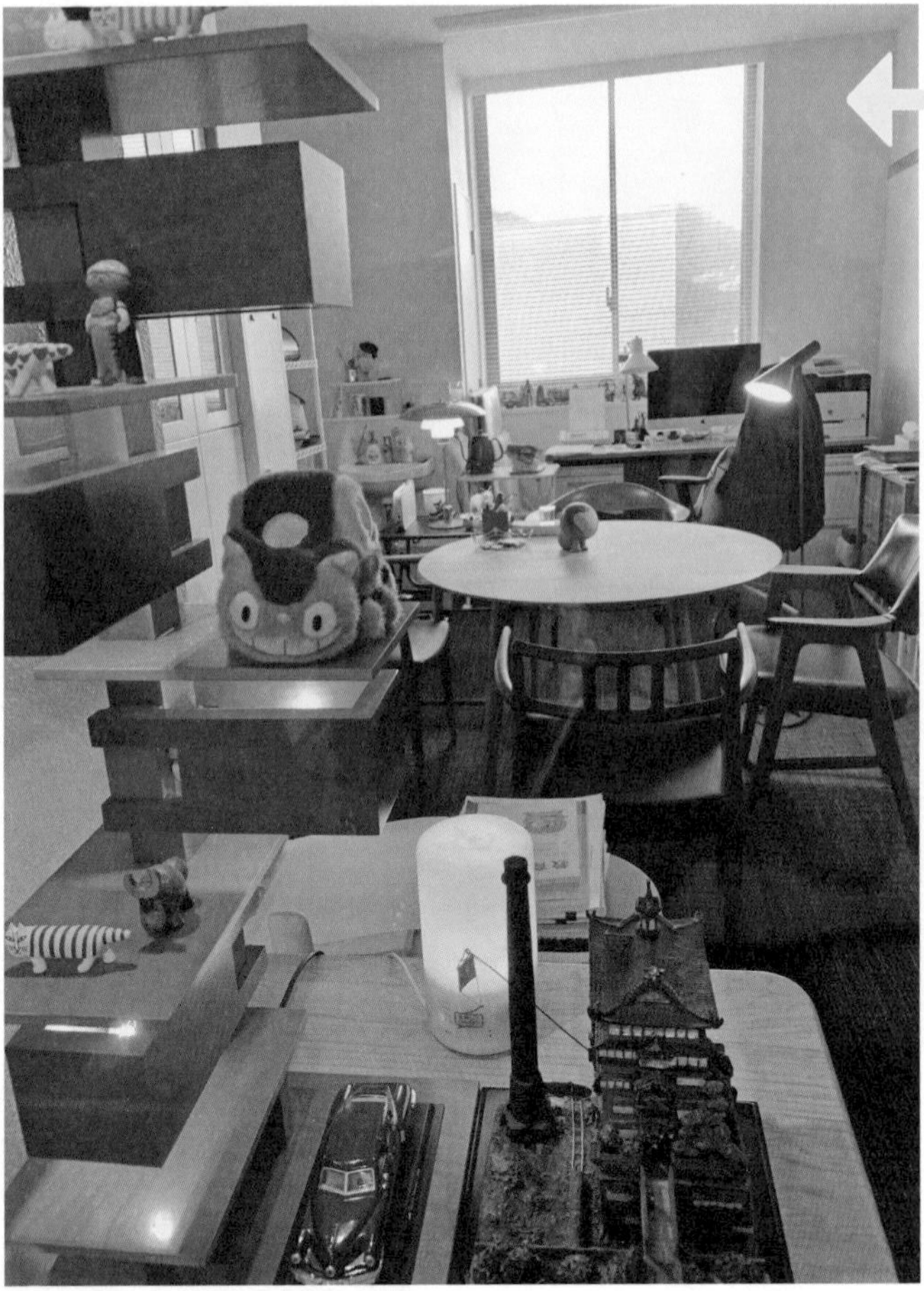

［九州大学大学院人間環境学研究院］

はじめに

医学部卒業後、長く精神医学の臨床と研究にたずさわっていたが、一〇年ほど前に思いがけず大学において臨床心理学の教育にたずさわることになった。その教員生活も今春で定年を迎える。その節目として、これまでさまざまな出版物に発表してきた著作の中から、とくに愛着があるものを集めた本書を上梓することにした。

もともと精神医学における私の専門分野は、精神薬理学、それも精神疾患の治療薬の作用機序の解明を目的とする基礎研究であり、医学博士の学位論文は動物実験のデータに基づくものであった。それゆえ、精神薬理学関連の学術論文はいくつも書いてきたが、あいにく本書にはその方面の論文はほとんど収載されていない。というのも、私は小さい頃から自分でも持て余すほど好奇心がとても強く、いったん一つのことに興味がわくと、その周辺に関わる諸々のことも気になって仕方がなく、とことん追求してしまう癖があった。その点、精神医学が扱う領域は、他の身体医学と異なり、関連する領域が非常に広く、かつて私も専攻したような今日隆盛の脳神経科学に隣接するとともに、かたや心理学や哲学の影響も強く受けて発展してきた歴史的経緯があり、教育や福祉、あるいは司法の領域とも関連が深いことから、なんでも知りたがる自分の性に合っていた。事実、人類学や社会学、哲学を専門とする知己も少なくない。

とはいえ、私の関心のあり方は少々偏ったもので、精神医学のさまざまな理論や学説の正統的な理解自体よりも、それが提唱されるに至った経緯、それもその背景というか裏事情のほうばかりを詮索し、さらにそこに関わった人々の人となりや人生、その上、ゴシップやタブーのようなおよそ教科書には記載されがたい事柄にこそ興味がつのった。そうした私のオタク気質を凝集させたまことに微視的な精神医学の論述ばかりを本書に収載している。おかげで私的エッセイや郷土史家風精神医学史、講演発表にパロディ、さらには同人誌の漫画等々、年甲斐もなく私のお気に入りばかりを集めた奇矯なアンソロジーがここに完成した。

あきれかえった読者に愛想をつかされないために、あらかじめ本書の構成を紹介しておこう。前述したように、若い頃の私の関心はもっぱら生物学的精神医学にあったが、幸いなことに入局した九州大学精神科にはわが国を代表する精神療法の大家が多数おられ、私はさながら門前の小僧のごとく習わぬ精神療法の作法と極意を学んだ。なかでも神田橋條治先生とその高弟にあたる方々にはひとかたならぬ恩恵を受けてきた。その教えと交流を半ば自伝風につづった一連の著作が、「I 門前小僧の習い」である。

神田橋先生の著作集『発想の航跡』(岩崎学術出版社)をもじった「II 雑念の鉱石」には、私が偏愛する精神医学研究の諸作を収めている。これらの論考は、およそ正統的な精神医学の社にはほど遠く、辺境を流離《さすら》う精神医学者の証であるとひそかに自負してきた。

さらに「Ⅲ 星々を見送る」は、有名無名を問わず、私が精神科医として成長する途上でお会いし、薫陶を受けた方々への追悼文集であり、自ら読み返してはさまざまなことを思い出す。最後の「Ⅳ「本」であそぶ」は過去に寄稿してきた数々の書評類より選んだ。このタイトルもまた神田橋先生の書評集『「本」を遊ぶ』(創元社)のもじりである。こんないまだに新米の若造のような同一化は先生の前でしか起きないが、おそらくこれは健康な退行なのであろう。そもそも定年退職の記念に創元社より本書を出版するという企て自体が神田橋先生のものまねであることを私は否定しない。

かつて中井久夫氏は、名著『治療文化論　精神医学的再構築の試み』(岩波書店)を私小説になって「私《わたくし》精神医学」と称されたが、本書もまたその末裔に連なりたいと願っている。「本であそぶ」に所収の書評でも取り上げた「私精神医学」を代表するサリヴァンの著書の邦題を阿部大樹氏らは『精神病理学私記』とされた。それにあやかり本書を『微視的《オタク》精神医学私記』と題する次第である。

それでは、みなさま、オタクの研究室へようこそ！

著　者

微視《オタク》的精神医学私記　もくじ

■凡例

- 本書収載にあたっては、ほぼすべての文章になんらかの加筆修正をおこなった。
- 病名の表記は、初出時のままとした。
- 用字用語については、全体で表記を統一した箇所がある。
- 外国人名は可能なかぎり初出に欧文を添え、以降はカタカナ表記とした。
- 〔　〕は本書で新たに追加した補足を示す。

I

門前小僧の習い

はじめての神田橋講義

1

その朝、講堂に入ってゆくと、一風変わった風采の男性がひとり前のほうで学生たちが集まるのを待っていた。一変わったといっても、Tシャツにジーパンの上に白衣を羽織り、中央の演台（大机）の端にちょこんと腰掛け、サンダル履きの素足をぶらぶらと揺らしていたに過ぎないのだが、まあ、医学部の職員にはちょっと見かけないラフな格好だった。しかも、今朝の臨床講義「精神医学」の講師となれば、あまり行儀が良いとはいえない。

やっぱり精神科のドクターは変わってるね。――この男性と似たような姿格好の若い医師が、精神科教室には少なくないことを評した同級生の言葉が思い出された（実は、その若い精神科医たちは、皆、男性のフリークだったのだけれども）。

学生が揃うのを見計らったところで、男性は演台の上からひらりと降りると、黒板の前に立ち、話を始めた。

「今日は神経症の話をします。といっても、神経症についての精神医学の知識はあまりにも曖昧なんだなあ。ひとつの学説にもとづいて神経症を説明するのは簡単なんだけど、それを離れて説明するのは、とっても難しいんです」

男性は、いたずらっぽく微笑むと、眼光鋭く学生を見渡した。

これが、私が初めて聴いた神田橋條治先生の講義である。当時、私は医学部五年生であった。それにしても、この日、先生がお話しになったことを、やがて三〇年以上にわたって、まさか自分自身がずうっと考えてゆくことになろうとは、そのときは想像もしなかった。

2

まず、神田橋先生は、教科書的な「神経症」の定義を黒板に書かれた。すなわち、神経症とは、「非器質性で心因性の心身の機能障害」である。

「ところが、そもそもこの定義自体が困った問題を多く含んでいるの」と言って、次のように説明された。

①「機能障害」とは何だろうか

一般には、「うまく働いていない」という意味だが、それをいったいどんな物差しで測ったらいいのだろう。神経症の場合、健康・正常な状態との境が簡単には決められない。健康・正常な状態は、実は価値観によって左右される。例えば、ワーカホリック（仕事中毒）というが、これを「ナマケ」の機能障害と考えると、健康・正常といえるだろうか。人間は、皆、神経症であるともいえる。神経症の症状は誰にでも一過性にみられるものだから。結局、人間のある不快な精神状態を「神経症」という概念で医学のなかに無理矢理包み込んだといえないだろうか。

②「心因性」とは何だろうか

心因とは、ある決まった行動（症状）を引き起こす個体内部にある特性と説明されるが、実際には行動は個体のもつ特性と状況の組み合わせ、すなわち、相互作用の結果、生じてくる。それゆえ、心因の概念は曖昧にならざるを得ない。その曖昧さが神経症を説明しにくくしている。

③「非器質性」とは何だろう

神経症では、脳の問題はさておいて、もっぱら心理学の問題として取り扱う。心理学的な神経症の概念は、「状況因→心因（個体の特性）→行動（症状）」と捉え、「状況因→心因」を変化させる治療法、すなわち、精神療法が神経症に有効であるとされる。この「状況因→心因」の操作が有効であることが、非器質性の根拠になっている。しかるに、神経症にも薬が効く。三〇%くらいは暗示もあるだろう。しかし、神経症にも確かに薬が効くという事実を神経症の心理学的概念や理論体系のなかに組み入れることができないでいる。

3

いきなり冒頭から、こんな調子で神田橋先生はぶっ飛んでいた。今、振り返ると、なんとまあ、格調高い「神経症概論」ではないだろうか。今日もなお未解決のままの心因と器質因をめぐる精神医学の基本問題を、かくも整然と、しかも、初学者にもわかる平易な言葉を用いて説かれたのである。

とはいえ、当時の私には、先生のおっしゃることの本当の意味を到底理解できるはずもなかった。どちらかといえば、面食らっていたといえる。「えっ、いきなり何を言い出すのだ、この先生は。最初から何にもわかっとらんと言いたいわけ？　じゃあ、精神科って何なの？」みたいな疑問がふつふつと湧いてきた。その一方で、話の展開を面白くも感じていた。もともとレトリックを弄する諧謔が好きだった。気がつくと夢中でノートをとっていた（ここに再現した講義風景は、このときのメモにもとづいている）。その後、幾度となく経験した、神田橋先生のお話を聴くと頭が忙しくなる、という状態に入っていたに違いない。

続いて神田橋先生は、「状況因→心因（個体の特性）→行動（症状）」の図式を用いて、各種神経症理論、すなわち、伝統的なドイツ精神医学（クルト・シュナイダー Kurt Schneider）、学習理論（行動理論）、および精神分析学の論点を説明された。森田療法についても触れられた。各学説の相違点は、図式のどこに重点を置くのかの違いである。けれども、脳の問題に迫る有効な薬物療法が開発されれば、これら複雑、混乱した神経症論も皆なくなってしまう可能性があると。

最後に、当時、発表されたばかりの米国精神医学会の精神障害診断分類体系ＤＳＭ－Ⅲ（一九八〇）に言及された。これは、「神経症」という診断名を抹消したことで、大きな話題を呼んでいた。ここで、先生は、強迫神経症をモデルに、各神経症学説にもとづく治療論を述べた後に、しかし、抗うつ薬が効果のある強迫神経症が存在することを指摘された。そして、「結局、強迫神経症というのは、いくつかの精神状態を、見かけ上、一つに分類したものに過ぎない。現在のところ、見かけの症状によって分類するしかないのではないか。ここにＤＳＭ－Ⅲが便利な理由がある」と結んだ。

4

あれから三〇余年を経て、先頃〔二〇一三年〕、ＤＳＭの最新版（ＤＳＭ－５）が発表された。この間、神経症の類型の多くは「不安障害〔不安症〕」と呼ばれる大カテゴリーに括られることになった。脳画像技術の進歩と相まって、その神経生物学的（器質的）病態の解明が進んだが、先にも述べたように、不安障害のすべてを脳科学の所見（例えば、扁桃体を中心とする脳内警報システムの過活動）で説明するには至っていない。ＤＳＭ－５において、強迫性障害（強迫神経症）と他の不安障害が異なるグループに分かれたのが、わずかな進歩といえようか。治療面では、選択的セロトニン再取り込み阻害薬（ＳＳＲＩ）や認知行動療法が普及したものの、決して脳の問題を解決する有効な治療法ではない。相変わらず厄介な心因の概念を残さざるを得ないのである。かくて、今日もなお「神経症概論」は、曖昧、複雑、混乱したままである。それゆえ、私が初めて聴いた神田橋先生の講義は、現在も少しも古くなっていない。

しかし、そのことよりも、なにより医学生の私が魅了されたのは、先生の語り口から垣間見た精神医学の揺らめく混沌とした世界であった。先生は、一見理路整然としたお話をなさったのだけれども、そこに開いたのは、常に変化し続け、およそ形の定まらない、魑魅魍魎がうごめく闇への入口であった。その闇には相当な破壊力があって、迂闊に奥に入り込むのは危険と思われたが、抗しがたい魅力があった。つい先ほどまで盤石と信じていた世界が瞬時に足下から崩れ落ちてゆく快感《カタルシス》といえようか。こんなスリリングな講義はついぞ聴いたことがなかった。どうやら、すでに私のなかで現代の医学や医療に対する疑問や不満が鬱積しつつあったのであろう。数年後には普通の医師になってしまうことに対する漠とした不安もあったかもしれない。

それゆえ、先生の講義に妙に共鳴してしまったらしい。

5

一九八四年に神田橋先生は、大学の教員を辞し、郷里の鹿児島へ帰られた。しかし、その後も年に一回は母校の医学部の講義（現在〔二〇一三年〕は四年生が対象、一学年一〇〇名程度）を引き受けてくださっている。大学勤務時代を含めると、かれこれ四〇年以上も医学部講義をなさっていることになる〔二〇一五年まで講義を担当された〕。精神科教室の教授も、現在の神庭教授で三人目である。学会の招待講演などでは大きな会場を超満員にするほどの人気を誇る先生にとって、これは異例のことのように思える。

神田橋先生の講義を未だ聴いたことのない全国の若い医師や学生にも、彼ら若い世代に対する先生のメッセージが届くことを切に願う。そしてもし、そのなかの幾人かでも、かつての私のように、その内に澱む何かが呼び覚まされるとしたら、これほど誇らしいことはない。優れた臨床教育とは、高度な知識や技術の効率の良い伝授では決してない。内的体験の世代間伝承こそ、最も質の高い臨床教育と信じるからである。

二〇一三年盛夏　神田橋條治先生の喜寿をお祝いして

精神科臨床医の養成に王道なし

はじめに

「操作的診断基準が普及して誤診が増え、治療のアルゴリズムのおかげで診断と治療の是非を問うことがなくなり、クリニカルパスのために治らぬ患者が切り捨てられてゆく。これがいったい医療の進歩といえるのだろうか」

最近、お会いした神田橋條治先生の発言である。脳科学の最新知見を盛り込んだ新しい精神医学のテキストについて話題にされているときであった。先生は、また次のようにも述べられた。

「これほど脳について色々なことが分かってきたのに、医療の現場ではますます脳器質性疾患が見逃されているなあ。これはどういうことなの」

いつも先生のコメントには、パラドックス的な状況を鋭く突きつけ、安穏に構えている者に揺さぶりをかける仕掛けが込められている。「理論的な治療者は論理的でない」や「トレーニングすると治療が下手になる」も同種のテーゼであろう。

かつてまだ駆けだしの精神科医であった頃の私は、諧謔に満ちた先生の言葉でさえ恐ろしく思えた。先生のおっしゃることがよく飲み込めず、困惑し、青ざめたものである（いや、むしろ、会得したように思ったときのほうが危険で、その影響は神田橋先生の講演を聴いた翌週には自分の患者がみな悪くなるという顛末に反映された）。しかし、今の私は、多少なりとも余裕をもって先生の話芸を楽しむことができる。

困ったことに、現代の医療を管理している規制当局は、神田橋先生のような名人達人が輩出することをあまり望んでいないように思われる。医療技術の標準化が意味するところは、詰まるところ、そういうことではないだろうか。ＥＢＭしかり、クリニカルパスしかり、専門医制度しかり……。要するに、これらは、精神科医の「愚民化政策」に等しいものである。

先の会話の際、神田橋先生に対して、私はそのようなことを申し上げた。ちなみに先生は某学会専門医になるおつもりはないようである。

ここでは、精神科「専門医」ではなく、「臨床医」の養成について述べてみたい。とはいうものの、私は、精神科臨床医としての正規のトレーニングがどのようなものか、どのようなものであるべきか、いまだによくわからないでいる。なぜなら、私自身は、あるときは無手勝流に、またあるときは中途半端なままに、常に迷いながら臨床医として歩んできたに過ぎないからである。したがって、私は、標準的な精神科臨床医の育て方について考察するのではなく、臨床医としてごく私的な遍歴を語ることで、自身の思うところを伝えたい。しかし、それで良いのではないかと思う。というのは、内的な体験の世代間伝承こそが臨床医の教育方法として最も質の高いものであると常々考えるからである。

精神科らしからぬ所でこそ治療的雰囲気が学べる

私が医学部を卒業した頃〔一九八三年〕、神田橋先生はまだ母校の九州大学精神科教室におられ、精神分析学界の寵児として異彩を放っておられた。その頃の教室には、わが国における行動療法のパイオニアである山上敏子先生もおられ、おふたりが臨床教育において中心的役割を果たしていた。この点だけをみても、当時の教室の臨床教育の水準は非常に高かったのは間違いない。新人のオリエンテーション・レクチャーでは、神田橋先生による「精神分裂病は精神統一病と呼ぶほうが相応しい」という衝撃の講義を受けた(1)(2)。精神科病棟は、二つの開放病棟と一つの閉鎖病棟より構成され、国立大学病院の精神科のなかでは最も病床数が多く、九〇床を超えていた。ことに閉鎖病棟は広々とした中庭をコの字型に囲む独特の構造になっており、治療的な静謐さと不思議な開放感があった。松尾正先生の『沈黙と自閉』(3)に所収された症例の治療も、この病棟が舞台となったものである。入院患者は、不安障害や気分障害圏内のものから慢性統合失調症や脳器質的疾患までバラエティに富んでいた。このように母校の精神科病棟は、大学病院には珍しく、重厚かつ堅固であった。

けれども、私が最初に精神科研修を受けたのは、母校のほうではなくて、隣の県にある新設医科大学の附属病院であった。その頃から精神科志望の医学部卒業生が増え、毎年入局者の数が一〇名を超えるようになると、母校の精神科教室のみでは研修医の受け入れが難しくなったためである。入局者の半数は、近隣の国公立病院や未だ卒業生を出していなかった新設医科大学に派遣されることになった。私の研修先は、開院してまだ半年を経ていない二五床足らずの開放病棟で、かつスタッフも精神科病棟勤務の経験がほとんどない若手ばかりと、かたや七五年余りの歴史ある母校の病棟とはずいぶん雰囲気が違っていた。病棟の行事もカンファレンスの進め方も、何もかも見よう見まねで手作りの感があった。スタッフを交えて症例を検討すると、出席者がめいめいの意見や感想を自由に述べるので、一定の結論に達するはずもなく、診断と治療方針は二転三転した。しかし、この通常の精神科らしからぬ、いわば素人くさい病棟での研修が、結果的には生涯忘れえぬ貴重な経験となった。

研修医時代に最も教えを受けたのは、母校出身のA助教授〔前田久雄氏、元・久留米大学教授〕であった。きわめてバランスのとれた指導をされる方で、専門は神経生理学でありながら、精神病理や精神療法の世界にも明るかった。そのA助教授が、しばしば「スタッフは、精神科が初めての人たちばかりだが、治療的な雰囲気という点ではベテランばかりの病棟よりも上だね」と指摘された。A助教授は、薬物療法や精神療法のような精神科特有の治療手段が「機能しうるための土俵、あるいは開花するための土壌」[4]としての非特異的な治療因子の重要性について伝えたかったのであろう。それは、開院まもない未だ「精神科ずれ」していない病棟において、スタッフの一人ひとりが素人くさいまでに治療に熱心であったからこそ、逆に治療的な雰囲気が高かったといえる。実際、当時、入院していた思春期の患者を後年面接した際、「初めての入院だったけど、あのときは楽しかった」と聞かされた。そして、なにより私自身が、ただただ研修医生活を楽しんでいた。

当時は、教室も病棟も小規模ながら、その分、母校の大教室にはない家庭的な雰囲気が漂っていた。自由で、温かく、そしてゆったりとしていた。これは、一九七〇年代から一九八〇年代初めにかけて新設医科大学で過ごしたことのある人たちには多少とも共通する体験ではないかと思う（当時は、どこの教室でも宴会が多かったはずである）。しかし、それ以上に、私は治療的雰囲気なるものを身をもって体験していたと回想する。そして、このときの経験が、その後の私の精神科医療観をどこか明るいものにしているように思う。そう考えると、初年次の研修はやはりとても大事である。

伝承される臨床のスタイルは目には見えない

私がさらに幸運であったと思うのは、前述のA助教授をはじめ、優れた先輩医師にも恵まれていたことであろう。母校の出身者が多かったので、新設医科大学の医局では、神田橋先生のことがしばしば話題になった。当時、母校の教室内においても神田橋先生は畏怖されるほどの臨床家としてすでに誰もが認める存在であったが、先輩たちの神田橋評には、それぞれが神田橋先生との距離を計りながら自分の臨床医としてのスタイルを築き上げようとしている様子がうかがえた。その頃は、神田橋先生といえば、まだ正統派の精神分析医というイメージが強かった（私自身は、今も先生はフロイト直系の精神分析家であると考えているが）。しかし、A助教授は、「治療は常識が大事、エディプスなんかを持ち出さなくても良い」という指導をされた。聞けば、神田橋先生の恩師である桜井先生の臨床は「コモンセンス・サイカアトリー」と評されたということであった。単純な私は、「要するに勉強なんかせんでもいいということだろう」と勝手な解釈をしていた。その後、A助教授は、ある大学の教授に就任され、やがて附属病院長として優れた経営手腕を発揮された。指導力という点でも傑出した方であった。

一方、研修医時代に神田橋先生に指導を受けたというB医師〔緒方良氏、元・緒方神経科クリニック院長。二〇一七年逝去〕は、面接時間も短ければ、カルテの記載もごく簡単なのに、診察後に患者が途端に元気になるのは驚くばかりであった。「超」短期精神療法の手本のような先生であった。彼は、かつては熱狂的な神田橋フリークであったらしいが、私が会った頃には、先生と少し距離を置いているようであった。B医師は、理屈よりも感性で患者をみることに卓越した人であり、その感性の豊かさは彼の個人的な生活全般に及んでいた。彼の臨床の技とライフスタイルに私は魅せられたが、いかんせん、その才能は天性のものであり、彼自身の性格とも深く関わっており、誰にでも真似できるものではないと悟った。後に彼は福岡市の繁華街でクリニックを開業し、大成功をおさめ、九州におけるメンタルクリニックの草分けとなった。私は決してB医師のようにはなれなかったが、臨床医としての彼の在り方は、私の座標軸となった。

さて、楽しかった研修医としての一年目を終えて、母校の精神科教室に戻ると、入れ違いに神田橋先生と山上先生は学外に転出されていた。これは、当時の教室にとっては甚大なショックで、精神科入局を断ってきた学生さえいた。私にとっても、二年目の精神科病棟は、一年目とは異なり、すべてが重苦しく、窮屈で、患者の治療も思うようにはかどらなかった。とはいえ、精神保健福祉法や臨床研修制度が確立した現在とは違い、研修医にもかなりの裁量権が許されていたので、結構、好き勝手に治療をしていた気がする。教室の指導層も流動的な時期であったかもしれない。少なくとも系統だって何かを習った記憶はない。

そんなとき、私はたまたま当直に出かけたパート先の病院で、C院長〔林道彦氏、「林道彦先生の航跡」を参照〕と出会った。この人は、実は神田橋先生の高弟の一人であった方だが、二年ほど前に福岡市の郊外で開業したばかりであった。C院長は、高潔、かつ器量の大きな人物で、当時、一八〇床程度の病院に若い意欲のある常勤医を四、五名も置いていたので、近隣の精神科病院の院長連中からは変人扱いされていた。しかも、新築間もない病院のロビーは明るく、開放的で、これまた旧来の精神科病院とは一線を画するものであった。にもかかわらず、C院長は、いつも淡々としていて、おのれの病院をことさらに喧伝するような人ではなかった。しかし、私は彼の肩肘を張らない普通っぽさに魅かれた。幸いC院長も私を気に入ったようで、たびたび当直に呼んで貰った。当直の日は、C院長と語り合うのが楽しみであった。神田橋先生を囲む研究会がまだ少人数だった頃の思い出も、そこで聞いた。彼にとって大切な精神医学の体験を後輩にも伝えたい様子であった。

C院長は、私のことをよく気遣ってくださって、ちょっとした表情や態度の変化も見逃さなかった。例えば、あるとき、私が、手こずっていた厄介な患者について、その治療法をああでもないこうでもないとまくし立てていると、ぽつりと「黒木さんは、患者に振り回されているのではなくて、○○先生に振り回されているよね」と言われた。○○先生とは、その患者の主治医を私に任せた上司を指していた。その一言に、私は、急に気恥ずかしくなって、黙ってしまった。しかし、とても救われたような安堵感も同時にあった。温かいものを、そこに感じていた。まぎれもなく私はC院長の優れたスーパーヴィジョンを受けたのである。このような臨床医であるから、C院長を慕って彼の病院で働きたいと希望する若い人たちが、今日まで後を絶たないでいる。

私は、ここに紹介した三人の精神科医の臨床に学び、そのスタイルの一部を取り込んだ。同時に三人を通して神田橋先生の臨床にも触れたように思う。三人は、臨床医へと成長する過程のどこかで神田橋先生と出会い、そして離れ、以後、先生のことを意識しながら、それぞれに自分の臨床のスタイルを確立された方々である。とはいっても、普段は、ごくごく常識的で良心的な臨床をされているといって良い。神田橋先生の薫陶を受けて育ったB医師、C院長でさえ、個人的に存じ上げなければ、日常の診療に先生の直接の影響を認めることは難しいであろう。しかし、先生の臨床の雰囲気が、そこはかとなく漂っているのも確かである。あたかも神田橋臨床のエッセンスが目に見えぬ微粒子となって、臨床の所作の隅々にまでしみ込んでいるかのようである。臨床のスタイルが伝承されるというのは、どうやらそういうことらしい。私にとっては、三人の漂う雰囲気に接したことが自らの臨床のスタイルを形作るうえに大きく影響したと思っている。

精神薬理学者は薬物療法が下手である

大学におられた頃の神田橋先生は、精神病理学や精神療法を志す若い人たちにも生物学的な研究を一度は手がけてみるよう勧めておられたようである。おそらく神経学者であったフロイトのことを意識されていたのであろう。私自身は、初年次研修の指導者がA助教授であった影響もあり、早くから精神薬理学や神経化学を専攻したいと考えていた。そもそも、有名な「自閉療法」のようなアプローチは、自分にはあざと過ぎて不釣り合いだと感じていたのであった。もっとも、まだ神田橋先生が大学におられたのであれば、かつてのB医師と同様、その魔王のような力に魅入られていたことであろう。考えようによっては、神田橋先生とのすれ違いが自分には幸いしたのかもしれない。ともかく、臨床においては、私は、ごくありふれた精神科治療、それも薬物療法のようなごくごく日常的で平凡なやりとりに徹するようになった。同時に、向精神薬の基礎薬理の研究にも長く従事してきた。

臨床医には周知のことであるが、向精神薬の基礎研究をやっているからといって、薬物療法が上手になるわけではない。むしろ基礎研究に携わっているという自負からか、あるいは臨床にあまり時間を割けないという引け目も手伝ってか、自らを「サイエンティスト＝合理主義者」であると自認する妙な思いこみに縛られてしまいがちである。その結果、頭の固い「理論的・合理的な」治療者に堕してしまうリスクが小さくない。過去において不毛に終わった「理論的・合理的な」薬物療法の試みは枚挙にいとまがない。これを避けるためには、本物のサイエンティスト（必ずしも合理主義者とは限らない）、すなわち一流の基礎研究者と付き合うのがよいが、それには相応の努力も要求される。

同様の落とし穴は、精神病理学や精神療法を専攻する精神科医にも待っている。日本の精神分析医が開業すると、やたら多剤併用大量処方をするという仲間内のジョークがある。米国はさすが大したもので、精神分析医のタスマン（Allan Tasman）〔元・米国精神医学会会長〕は、薬物処方の際に医師自身の逆転移感情にも気づくことを勧めている。[5] かくもかの地では、転移、逆転移感情の洞察が精神科医の礼儀作法の域にまで達しているかのような印象を受ける。だが、これは、精神科医がもはや薬物補塡係（med backup）の役割しか果たしていない現状に対するタスマンの切なる願いなのであろう。

私自身が基礎研究をかじっていて多少なりとも良かったと思えるのは、今日、新規向精神薬について氾濫する情報の取捨選択ができるようになったことである。お陰で、薬物療法の限界に通じることができ、それが臨床医としての強みになっている。生物学的精神医学の成果が直ちに臨床のエビデンスを補強しないことも知った。米国留学中に、生物学的精神医学という張りぼての木型は旧来の精神分析学からの借り物が多いことに気づき、〝幽霊の正体見たり〟と思ったのが、きっかけである。はっきり言って、現行の生物学的精神医学とEBMは相容れない箇所も少なくない。

現在、私の知識と経験からいえることは、今日の精神科薬物療法は、まだまだ登場したばかりの、未成熟な臨床の技術である。それゆえ、薬物療法を的確に学ぶ方法も確立していない。薬物治療のアルゴリズムは、技術の成熟化への祈りのようなものと思われる。むしろ薬をめぐる患者とのやりとりのほうへ関心の大部分を寄せるほうが、包括的な臨床技術、すなわち、薬物処方の作法の熟達に貢献するであろう。

おわりに

以上、精神科臨床医としての私的な遍歴を述懐しながら、臨床医の養成について思うところを述べさせていただいた。冒頭で断ったように、臨床医になるために系統だって何かを学んできたわけではなく、いわば「けもの道」に導かれて今日に至っている。したがって、どれほど一般化していえるものか、はなはだ心許ない。ただ、最後に強調しておきたいのは精神科臨床医の「王道」を歩むにせよ、「けもの道」をたどるにせよ、臨床医としての成長と人としての成長が重なるような「道」が開けることが最も望ましいと感じている。私が学んだ臨床医の先輩方は、私の人生そのものにも光を与えてくださった。それは、私の臨床医としての成長にも同期していた。それゆえ、私は自分の歩んだ「けもの道」に感謝している。

〔参考文献〕
（1）神田橋條治「私の分裂病治療」『発想の航跡――神田橋條治著作集』四〇八～四二一頁、岩崎学術出版社、一九八八
（2）黒木俊秀「薬を介する営みとしての精神療法」こころの科学、通巻一〇一号、四一～四六頁、二〇〇二
（3）松尾正『沈黙と自閉――分裂病者の現象学的治療論』海鳴社、一九八七
（4）前田久雄「精神科治療の段階性および階層性」精神神経学雑誌、第一〇八巻第八号、八一三～八一八頁、二〇〇六
（5）Tasman, A., Riba, M. B., Silk, K. R.: *The doctor-patient relationship in pharmacotherapy: Improving treatment effectiveness.* New York:The Guilford Press, 2000.（江畑敬介・佐藤洋子訳『薬物療法における医師－患者関係――治療効果をいかに高めるか』星和書店、二〇〇四）

うつの心理療法のゆくえ

カリスマ・セラピストは魔術師か、詐欺師か

昔から、心理療法の世界には、「名人」や「達人」と称されるセラピスト（治療者）が存在し、斯界のカリスマとして仰望されてきました。鹿児島市内の病院で今も精力的に精神科診療にたずさわっておられる神田橋條治氏は、さしずめ現代のカリスマ・セラピストの代表格といえるでしょう。神田橋氏が一九八四年に発表した著書『精神科診断面接のコツ』[1]は、心理面接の心得を伝授した古典として今日に至るまで長く読み継がれていますし、セラピストに対するスーパーヴィジョン（指導）では驚くほど鋭い洞察眼を発揮することで、数多くの伝説を残しています。

熱心な神田橋ファンによれば、その技はまるで「魔法」を見ているようだといいます。一方、講演や書籍などにおける神田橋氏の独特な言い回しや、近年の代替医療（漢方薬や気功）への接近を批判する専門家もいます。それらの人々にとっては、氏の奇抜な主張はうさん臭く、その振る舞いはおよそ「ペテン」に等しいもののように思えるのでしょう。

果たして実際の臨床はどうなのでしょうか。最近、私は神田橋氏の治療を間近に見る機会がありました。そのとき、目撃したことを、ここでご紹介したいと思います。

氏は、自分の診療に専門家が陪席することを認めています。もちろん、これは患者さんの許可を得て行われるものですが、一般に心理面接の中身は秘密とされ、公開しないことが原則ですから、これだけでも異例といえるのです。

これは奇跡か……

その日、神田橋氏のもとを初めて訪れたのは、二〇代後半の女性でした。彼女は半年ほど前に流産を経験しましたが、その後の体調が芳しくありません。疲れやすく、気分が沈みがちで、なにごとも楽しむ気持ちになれません。

産婦人科と内科で検査を受けましたが、とくに異常を認めなかったことから心理的なものと判断され、二ヵ月前から市内のメンタルクリニックに通院しています。食欲不振や不眠症もともなっているので、うつ病と診断した精神科医は何種類かの抗うつ薬を処方しましたが、目立った改善はありません。流産の心理的ショックから立ち直れていないのだろうと考えた主治医の勧めで、同じクリニックで心理職によるカウンセリングを並行して受けています。それでもすっきりしないため、思い悩んだ主治医は彼女を神田橋氏のもとに紹介したのでした（以上は、診療情報提供書の記載による）。

夫とともに診察室に入ってきた女性の表情は青ざめ、緊張のためか、少し震えているように見えました。椅子に腰掛けた彼女と向き合うやいなや、神田橋氏は「おやっ、あなたには貧血があるね」とつぶやくように言いました。それを聞いた彼女は、「いいえ、内科の検査で異常はないと……」とか細い声で言いかけましたが、氏はかまわず、「でもたしかにあるよ、ほら、爪の色がよくない」と言うと、彼女の手をとり、その指先を触りました。それを横から見ていた夫が、「自分(夫)が仕事でいない晩は、ひとりになるのがとても怖いらしく、イライラして落ち着かなくなると言うんです」と話し始めると、妻は涙を浮かべました。それから、しばらくは若い夫婦と話しながら、神田橋氏は彼女の体の診察を丁寧に続けました。

五分ほど経った後、氏は「やっぱり貧血はありますよ、それもだいぶ前から」と改めて言い、その後に「あなたのお母さんにも貧血があったんじゃないのかなあ」とそっと言い添えました。その途端、彼女はハッとした表情となり、顔に生気が宿りました。「そうなんですか、母も……。妊娠中は貧血のお薬をもらって飲んでいたんですけど……。あれを続けておくべきでしたね」と、彼女の声にも張りが出てきました。「そうねえ」と、穏やかな口調で同意しながら、神田橋氏は食事療法やサプリメントのことなどを話しました。もちろん、血液検査をもう一度行ってみることや貧血治療の鉄剤の内服を再開すること、代わりに抗うつ薬は減薬してよいことも伝えました。最初は硬かった夫婦の表情が、みるみる緩んできました。

最後に神田橋氏は漢方薬を処方しました。氏は処方する漢方薬を決めるのに、O-リングテストと呼ばれる代替医療の診断法を用います。このときは、それを独特の方法で行いました。女性の左手に漢方薬の袋を握らせると、右手は隣に座る夫の左手を握らせました。そして、夫の右手の親指と人差し指で輪を作らせ、力を込めさせました。女性に順番にいくつかの漢方薬を握らせながら、神田橋氏は、夫の指の輪をつかみ、それを容易に開いていきました。ところが、最後の漢方薬を女性が握ったときだけは、どういうわけか、氏がいくら力を込めても指の輪を開くことができませんでした。これには夫婦も驚き、不思議そうに互いの顔を見合わせました。

診察を終え、退室するときのふたりの表情は、入ってきたときとはまったく違って、明るい笑顔を浮かべていました――しかも、しっかりとお互いの手を握り合ったまま――。こうして奇跡のような神田橋氏の診療は終わりました。この間、わずか二〇分あまりに過ぎません。

魔法でもペテンでもない心理療法の基本

ふたりが退室した後、カルテを記載しながら、神田橋氏は「見れば貧血があるのは一目瞭然なのになあ、なんで気づかんのかなあ」と独り言のように言いました。私はアッと思いました。先ほどの女性は、妊娠後に「ムズムズ脚症候群」を発症していたのです。この疾患は、夜間に下肢にムズムズしたような異常知覚があり、そのために不眠症を生じるものです。妊娠している女性に多くみられる鉄欠乏性貧血は、その誘因の一つとなります。結果的にさまざまな心身の不調が引き起こされるために、しばしばうつ病と診断されますが、抗うつ薬ではかえって悪化することがあります。女性のうつの原因を「ムズムズ脚症候群」と考えると、神田橋氏が行った説明と処置は医学的に適切なものであったといえます。

しかし、氏が行ったのは、それだけではありません。「貧血」をキーワードにして、きわめて象徴的な方法で、流産以来、若い夫婦が抱えているさまざまな苦悩に焦点を当てて、それを受容することに努めました。一見、身体医学的な診察と説明に終始しているように見えますが、実際には傾聴－共感－支持という心理療法の基本の対話をくり返していることが陪席していてわかりました。その結果、夫婦は苦痛にとらわれた状態から徐々に解放され、前面にある苦痛の陰に隠れていたさまざまな現実的な問題を直視し、語ることができるようになりました。それはあたかもせき止められた川のよどみが新たな流路を得て、再び流れ始めるようなものでした。

最後に行ったO－リングテストはいかにも摩訶不思議に思えますが、神田橋氏の方法は催眠療法に似ています。軽い催眠〔トランス〕状態に誘導することによって、筋肉の緊張を変化させるもので、実際に処方される漢方薬は、氏の見立てに従っているのだろうと推測します。これも、テストを実施するときまでに、夫婦との間に十分なラポール（良好な治療者－患者関係）が成立していたからこそ、可能なのです。それよりも、このプロセスに夫婦の絆を再確認させる効果があったことに注目したいと思います。

結果からみれば、神田橋氏はペテンを弄しているわけではありません。プロセスはいかがわしく感じられるかもしれませんが、表面のコミュニケーションを象徴的に利用して、その深部に異なるコミュニケーションを二重、三重に含ませるアプローチであり、氏が好む力動心理療法が伝統的に継承してきた技法です。それとともに、O－リングテストや気功があっても、少しも奇妙とは思えない氏の診察室の雰囲気、すなわち、治療の周辺の環境や文化もまた独特な心理療法の成功に寄与しています。

こうしてみると、神田橋氏の心理療法は、基本的な心理療法の技法が幾重にもきめ細く丁寧に織り込まれた絢爛たるペルシャ絨毯のように思えてきます。しかし、それは決して魔法の「空飛ぶ絨毯」ではないのです。非常に巧みではありますが、奇跡でもなんでもないというのが、陪席した私の正直な感想です。

もっとも神田橋氏といえども、いつもこんなふうに心理療法が滑らかに展開するわけではありません。精神病のような重症の精神疾患に罹患している人や、過去あるいは現在においてあまりに深い悲しみや苦痛を経験しているような人には、なかなか難しいだろうと思います。氏の診断も百発百中ではないことを側近のひとりは認めています。それでも、診察の冒頭で患者の苦悩の本質を見事にとらえる氏の観察眼は、やはり達人と呼ばれるに相応しいといえるでしょう。奇跡ではないにせよ、改めて脱帽したというのも、また私の正直な感想です。

心理療法と宗教

神田橋氏は、以前に次のような文章を記しています。氏は、いずれ自身の心理療法が「魔法か、ペテンか」の議論の俎上にのることを予測していたのでしょうか。

卓越した魂がおこなった精神療法様の働きについては、釈迦、キリストをはじめとして、古来さまざまの逸話が伝えられている。（中略）凡々たる魂にすぎないわれわれ治療者が、及ぶぬまでも真似ごとをしよう、と工夫した人工産物が治療技法である。（中略）精神療法技法には贋物の雰囲気と出会いを回避する逃げの味わいとがあり、精神療法界の外では、しばしば嫌われ貶められている。精神療法家の先祖の一人が、メスメルであったことを思い出して欲しい。(2)

文中のメスメル（Franz Anton Mesmer）という人物は、一八世紀後半から一九世紀初頭にかけて、「動物磁気」と呼ぶ心理療法によってウィーンやパリで活躍しました。これは、現代では集団催眠療法の一種と考えられていますが、当時も医学専門家にはうさん臭くみられ、大論争を巻き起こしました。そのため、メスメルはどこでも追放の憂き目に遭っています。

こんな怪しい人物が、なぜ心理療法家の先祖といわれるのかというと、当時、悪魔祓い（エクソシズム）の原理を信仰ではなくて動物磁気によるものと主張したためです。それまで、人々は心身に不調を来したり、心理的な苦痛を感じたりすると、まず教会に行っていました。信仰の力にすがったのです。これに対してメスメルの見解は、その後、悪魔憑きを、もはや宗教上の関心事ではなく、医療の枠のなかで病として治療するようになる流れの最初にあたるものでした。そういうわけで、メスメルは心理療法家の先祖と呼ばれるのです。(3)

事実、メスメルの動物磁気は、後世、催眠とみなされるようになり、一九世紀後半にはフランスの医学者を中心に催眠の研究が盛んになりました、その流れの頂点にジークムント・フロイト（Sigmund Freud）の精神分析療法が生まれるわけですが、その頃までに、前世紀までは宗教の領域で扱われていた現象が、医学研究の対象として認識されるようになったという点が重要です。というのは、以後の心理療法の発展の歴史は、人間の心理は科学的に解明されるものであり、その苦悩もまた科学的な理論と技術によって解決されるようになるに違いないという確固たる信念に支えられてきたからです。

これは、科学の進歩によって人間はより幸せになれるだろうという近代社会の価値観を背景にしています。今日では否定的に考える人が多いですが、フロイト自身は、精神分析学という新しい科学分野を切り拓いたと思っていました。それゆえ、彼の創始した精神分析学の体系は、当時、最も先端的とみなされた科学の思想や理論を集大成したものになっています。

ところが、心理療法のなかには、必ずしも科学を信奉しているとは思えないような流派も確実に存在してきました。むしろ、メスメル以前の宗教の時代に回帰しているような趣きのある一派です。例えば、当初はフロイトから優遇されながらも、まもなく離反したカール・ユング（Carl Gustav Jung）が創始した分析心理学がそれにあたると思います。フロイトと別れた後、彼は一時幻覚の世界に陥ります。そこから彼は個人の無意識の深層に、さらに民族や国家、あるいは人類全体といったより広大な集合的無意識の世界が存在すると確信するわけですが、もともとスピリチュアリズムのような神秘的な領域に親和性のある人物であったようです。

以上のように、今日まで続いている力動心理療法の原点において、科学的指向性の強い一派と、反対に神秘的傾向の強いロマン主義的指向性を掲げる一派がすでに存在してきたわけです。こうした心理療法の二つの系譜は、二〇世紀に入っても、互いに拮抗しながら発展してゆきました（次頁の図参照）。

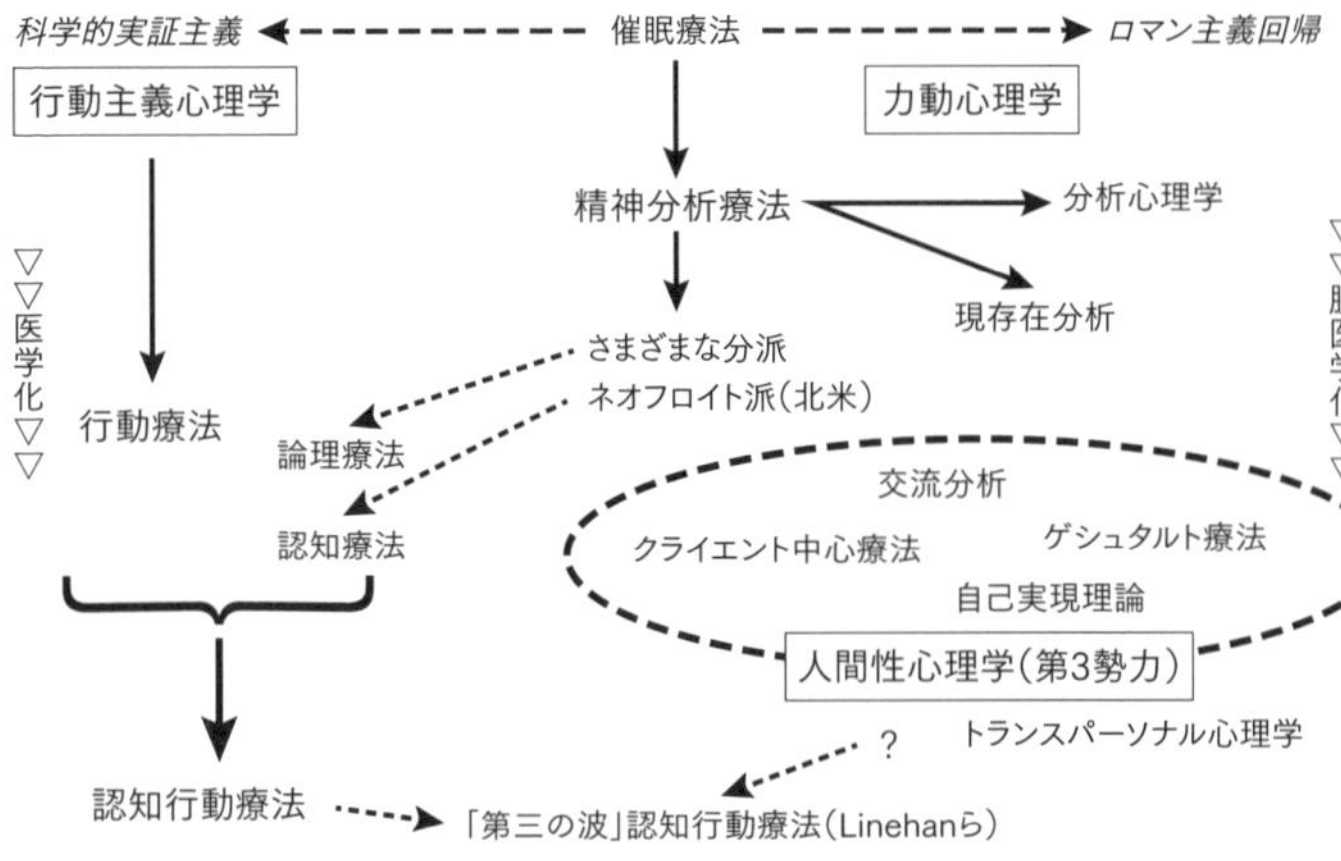

図　20世紀における心理療法の展開
精神分析療法の誕生以来、科学的実証性を指向する一派と、反対に神秘的なロマン主義に回帰しようとする一派が、互いに拮抗しながら盛衰をくり返してきた。

心理療法の二つの系譜

二〇世紀になると、行動主義心理学という科学分野が誕生し、後にその臨床応用という形で行動療法が生まれました。一九五〇～七〇年代のことです。この一派は、二〇世紀半ばに隆盛を迎えた精神分析学に対するアンチテーゼでもありました。現在は、最初、精神分析療法を学んでいた人たちが開発した認知療法や論理療法と合流して、「認知行動療法」と呼ばれています。こちらは、科学的実証に耐える心理療法のあり方を目指す流れであり、心理療法を薬物療法と同じように医学の治療法として位置づけることを目的としています。すなわち、「医学化」の流れです。

一方、ユングの分析心理学を筆頭に、医学化に対抗して「脱医学化」を好むロマン主義的心理療法にも、二〇世紀はさまざまな展開がありました。とくにアメリカでは、力動的心理療法がさまざまに変容し、その技法と適応範囲を際限なく拡大させる結果を生じました。

一九六〇年代には、精神分析学とも行動主義心理学とも違う、人間性心理学という「第三勢力」が、アメリカの西海岸に生まれました。カール・ロジャーズ（Carl Ransom Rogers）やアブラハム・マズロー（Abraham Harold Maslow）といった心理学者が中心でした。人間性心理学から派生した各種心理療法には、人間はさまざまな束縛から解放されて、より自由になるべきであり、そうすれば無限の人間の可能性が自然に顕現されるというような思想が基本にあります。それゆえ、なんでもありというくらい、たくさんの心理療法がこの時期に生まれました。いわば、心理療法の「百花繚乱」の時代だったのです。

人間性心理学のメッカであるカリフォルニアのエサレン（Esalen）という施設は、今でも、ヨガ、瞑想、ハーブ、ベジタリアン・フーズ、温泉等々、さまざまなヒーリングのツールに溢れています。一時はＬＳＤに代表されるドラッグ文化の温床にもなって悪い評判も立ちましたが、鈴木大拙の禅はエサレンを拠点にしてアメリカに広まったものですし、トランスパーソナル心理学もここで生まれました。

このように一九六〇〜七〇年代の心理療法は、脱医学化が際立っていました。

うつの心理療法の現在

一九八〇年代に入ると、それまでとはがらりと雰囲気が変わり、心理療法の医学化を求める流れが強くなってきました。アメリカでは、それまで優勢だった精神分析療法が下火となり、薬物療法と同じように効果の検証がしやすい認知行動療法や対人関係療法が中心となってきました。

これらのタイプの心理療法の大きな特徴は、期間限定で実施されることです。これは、心理療法に対して医療保険を給付する側の要請に応えたものですが、有病率の高い精神疾患であるうつ病や不安障害に適用される機会が増えてきました。この流れが、今日に至るまで世界の主流であり、現在の日本もほぼこの流れに沿っています。とはいっても、医学化を拒むロマン主義的心理療法の流れも綿々として継承されています。この流れも決して絶えることはありません。

最近の十数年間に、「第三の波」と呼ばれる新しい認知行動療法の流れも台頭してきました。これにはさまざまな流派があるのですが、「マインドフルネス」という仏教の瞑想を技法として取り入れているという共通した特徴があります。興味深いことに、従来の認知療法とは距離をおきながら、理論的には行動主義心理学に依拠していることを唱える一方で、七〇年代の人間性心理学の周辺に回帰しているような雰囲気もあります。主だった「第三の波」認知行動療法の創始者たちのルーツをたどれば、ほとんど七〇年代の「百花繚乱」の時代に始まっていますから、これは当然のことかもしれません。

しかし、たとえば「第三の波」に属する弁証法的行動療法（境界性パーソナリティ障害に対する有効な心理療法として知られている）の創始者であるマーシャ・リネハン（Marsha M. Linehan）は、自分自身がかつては自傷をくり返す病的なパーソナリティに翻弄されていたことと、そこからの離脱にある神秘的な体験が関連していたことを告白しています。科学的実証主義の文脈のみに沿って、現在の心理療法が展開しているわけでもないようです。ちなみに、もしわが国の神田橋條治氏がアメリカにいれば、おそらく「第三の波」の心理療法の大家として知られたに違いありません。

おわりに

実のところ、一九八〇年代以降、真に新しい心理療法の理論や技法といえるものは誕生していません。もちろん、新しい考え方や試みは常に生まれています。最近では、脳科学への接近も目立ちます。けれども、かつての「百花撩乱」の時代以前のような革新的な雰囲気はともなっていません。その後、今日まで開発された心理療法は、それ以前の理論や技法を、医学化、脱医学化の流れは問わずに、組み合わせているものがほとんどです。〔二〇二三年現在、難治性うつ病に対してLSDなどの幻覚剤を併用する心理療法が再び注目を集めているが、その開発を先導するのはトランスパーソナル心理学の継承者リック・ドブリン［Rick Doblin］である。〕

いうなれば、今日、心理療法は「安定と成熟」の時代にあるのだろうと思われます。今後も、心理療法における科学的実証主義とロマン主義回帰の二つの系譜は互いに拮抗しながら、盛衰をくり返してゆくことでしょう。

〔参考文献〕
（1）神田橋條治『精神科診断面接のコツ』岩崎学術出版社、一九八四
（2）神田橋條治『精神療法面接のコツ』岩崎学術出版社、一九九〇
（3）エレンベルガー（エランベルジェ）、A（木村敏・中井久夫監訳）『無意識の発見——力動精神医学発達史（上・下）』弘文堂、一九八〇

うら梅から今日の精神療法の裏を読む［特別講演］

司会　みなさん、こんにちは。ただいまより、神田橋條治先生、黒木俊秀先生の特別講演を開催させていただきます。神田橋先生の特別講演の演題は「裏話の真価」です。それでは、神田橋先生、どうぞよろしくお願い致します。

裏話の真価

神田橋　今日は、黒木先生の教授就任のお祝いです。黒木先生は無論、たいそうな学識と経験がおありになるんだけど、他の人と際立って異なるところは、裏話の達人なんだな（会場笑）。こないだ、『九州神経精神医学』〔「ＤＳＭ－Ⅲ創出背景史」第五四巻第二号、九四～一〇五頁、二〇一二〕にＤＳＭの歴史をまとめて書いてくださって、それに裏話がつけてあって、読むととても勉強になります。そこで「裏話の真価」についてちょっとお話ししようと思ったんです。長いお話にはなりません、前座ですから。

で、裏話というのは、みなさん、知ってますよね。なんとかいう写真週刊誌があって、「〇〇さんがお泊まりデートしていた」とか、写真を撮ったりして載せているの。あれは商業誌だから、ある程度の需要がないと成り立たないですよね。売れるから存続し、つぶれない。そこに裏話の価値が実証されてるの。

われわれ精神科の臨床の場で考えると、こういう症状の人が混乱してるとか、あるいは落ち込んでるとかしていると、「あ、これは落ち込んどるわ」「さて、これはどういう裏があるんだろう？」と考えます。見たままでなくて、もう少し探りを入れてみようとする。それは裏話じゃないな、〝裏に対する関心だ〟ね。

物事がこう見えた、見たままというのはたいてい、みんなよく見える。だけど、裏を考えると、裏の探り方、質問の仕方、調査の仕方によって、見え方が違ってくる。

それじゃ考えが統一されないから、「見えたままで分類しよう」「誰が見ても同じ所見が取れるような分類がいい」ということで、DSMの流れが始まっている。だから、一理あるわけだ。

例えば、日本中どこに行っても同じチェーン店のハンバーガーならほとんど同じ味のものが食べられて、間違いがない。同じ看板の店に行けば、博多で食べたものとだいたい同じ味のものが東京でも食べられる。それでなかなかいいんだけれど、「やっぱり、もっといいハンバーガーを食べたいなぁ」と思うと、探して、「浅草のどこどとかの通りの裏にある店がいい」とかが出たりする。

病気した人がみんな、「きちんとした治療を受けたい」とか「確かな判断をしてもらいたい」とかいうことだと、こうしたハンバーガーショップみたいな標準化になる。だけど、人間はそうはいかんもんね。「平均的に誰も同じような平等な治療を受けてるんだから、それで治らんでも仕方ない」とあきらめたりしないで「自分だけもうちょっと特別な判断と治療をしてほしい」と思うよね。

そういう患者さんの要望もあるし、お医者さんのなかにも、「自分はもうちょっと腕がいいんだ。マニュアル通りのことばっかりさせられるのは嫌だ」と思う人がいる。そこで最近は混合診療の是非がテーマになっている。国民皆保険というのは世界に冠たるものだけれども、「それよりもうちょっと違うことをしたい」というお医者さんがいて、混合診療への賛成が医者のアンケートなんかを見ると、結構、高いんだよね。

患者のニーズだけではなくて、医者のほうも「同じようなことばっかり一生やっていたんでは、職業人としてつまらない」と思う人がたくさんいる。そこがなかなか難しいんだ。

で、〝裏話〟だけれど、表に見えているものの裏を見たいというのは、これは認識活動のための知性を、人間という生物がもっているからなの。

次の話は、ひょっとしたらボクの知識が間違っているかもしれん。ここに物知りの佐藤裕史先生がおられるから後で訂正してもらったらいいけど。

犬に鏡を見せると、別の犬が来たかと思って、ウワッと吠えたりする。ところがチンパンジーに鏡を見せると、しばらく見ていて、裏に回って見ようとするらしい。それはチンパンジーが犬よりも知性が高いからだ。何かを見たら、「待てよ」と、こっちに回って、裏を見る。それは知性の差だけど、なぜ裏を見ようとするかっていうことをボクは考えて、こういうことじゃないかなと今、思ってるの。

人間という生物が、チンパンジーもそうだろうと思うけど、認識するのに、五感のなかで視覚にとても依存している。〝見える〟ということに。ところが〝見える〟ということは網膜に像が写るわけだから、網膜のレベルでいえば、平面像なんだ。

それで、目を二つにしておいて、こっちからの像とこっちからの像を少し違えることによって、立体感を脳の中でこしらえるわけ。だから、これは実は錯覚なの。こっちがあって、こっちとちょっとずれて、違っとるから、脳の中で「あ、これはこういう形だ」と認識をこしらえる。

これが触覚であれば、目が見えない人はこうして触ってみるから、すでに立体的に物が認識、把握できる。ところが視覚優位であれば平面なの。その平面像だということをどこかで生体が、脳がかな、知っているもんだから、なんとかもうちょっと立体的に把握したいという、触覚で認識するともっと物に対する把握感があるんだがなあと、脳が、触覚と同じように認識をしたがる。それが知性の欲求なんだと思うの。

展覧会やらなんかに行ったら「触らないでください」と書いてあるでしょ。人間の知性は、子どもなんかはとくに、見たら、「おおっ」と、「触って、もう少し立体的に認識したい」という欲求が出てくるんだろうと思うの。触覚によって、もうちょっとはっきりとした対象認識をしたいという欲求が、形を変えて表れているのが「裏を見る」ということ、チンパンジーが裏を見るのもその萌芽だと思う。それが一つ。

ところがもう一つ、後で黒木先生の話を聞くとわかるけど、黒木先生の話には裏の情報以外に、もう一つ、〝たとえ話〟とか〝言い換え〟とかの要素が入ってくるんです。そして、〝たとえ話〟とか〝言い換え〟とかが出てくるのはどういうことかというと、あるものを立体的に——あるいは平面的でもいいから——とらえた場合に、それを一つの〝パターン〟として整理する。パターンとは、「これとだいたい同じパターンなのよ」と言うと、パターンが伝達されやすいわけ。たとえ話や言い換えは、〝構造としての把握と伝達〟なのです。

先生の話には、裏の話に加えて「構造化」という手立てがあるのです。じゃ、なぜ構造化するかというと、構造化をしますと、見えたまま、ありのままを描写したよりも対象のもつ雰囲気が伝達されます。だから、たとえ話は雰囲気を伝達するのに便利なように作られるわけです。これはすごく大事なことで、今、ボクがちょっと凝ってることなの。

雰囲気は雰囲気としてそのまま伝えることはなかなかできないけれども、いくつもの構造を提示して、「こういう構造、こういう構造、こういう構造と同じような雰囲気なのよ」って言うと、雰囲気が伝わるという認識のテクニック、コミュニケーションのテクニックがあるんだろうと思います。

それからもう一つ、「裏話」と言うでしょ。「裏のデータ」と言わずに、「裏話」と言う。〝話〟とは構造なの。「ああして、こうして、こうなった」という流れ、時間経過があるから、〝話〟になってくる。

例えば「安倍首相はおじいさんの岸〔信介〕元首相をすごく尊敬して、『ああいう政治家になりたい』と憧れたらしい。そして政界に入って……」とか聞くと、「安倍さんがあのへんで言ったりしたりしてることは、おじいさんと似せていると考えると、よう納得できるな」「腑に落ちるなぁ」となるでしょ。

で、そういう「腑に落ちるなぁ」と言うときに、これはちょっと臨床の場合に、みなさんに注意しておきたいことなんですけれど、「安倍さんがそういう政治的な姿勢をとっているのは、おじいさんから引き継いだものだ」というふうに言う場合、「引き継いだもの」には、「に過ぎない」というコトバが付きやすいでしょ。「に過ぎない」は還元論なんです。還元論になる危険をいつも頭に入れておいてください。

還元論でない場合は「……ということを知ると、しみじみと味がわかるね」とか、「何か理解に厚みが出てくるね」とか、「なるほど」とかいうような感じになってくる。雰囲気を味わう活動になる。そうでないと、「誰々さんはお父さんが在日韓国人だ」と、「だからこうこう、こうこう」となって、全部を在日の歴史に還元してしまって、今、目の前にいる人のことのほうがあまり大事でなくなる。「そもそもこの人のこれまでの経緯が問題だ」とか言ってるようなことになる。そうではないんだよね。やっぱり大事なのは、今。今の立体像の雰囲気の味が大事。そしてその味わいを深めるために過去が大事になるの。

だけど、臨床の場合はさらに大事なことがある。「この流れで今が生じている」と思えば、「これから先にこっちに流れていくんではないか」と、「こう来たやつがピャッとこっちには行かないだろう」と、「こっちからこう来ているものは、こっちに行くだろうなあ」というふうに近未来を予測することに、〝流れ〟という把握は役に立ってくる。これは臨床の場合にはとても大事なことで、病気を理解するときに、「この人は以前はこうだった。この前はこうだった。それでこう流れてきてるから、この調子でいくと、この次は明日、明後日にはこうなりゃせんだろうか」というふうに考える。それは〝予測〟だ。

予測が入って出来上がった像というのが、患者の治療に役立つ理解になります。このことを大事にして、「結局、そういうことよ」というふうにしないの。「結局」とか「つまるところ」とか「要するに」とかいうような言葉はほとんどの場合、臨床には役に立たない。

スローガンを作るときには〝要するに〟というのが役に立つんだよね。その例はいっぱいある。こないだ「歴史を無視した民族に未来はない」と、何かの横断幕に書かれていた。ああいうのはスローガンです。それは「要するに」と言ってるので、そういうスローガン的なものは治療には役に立たない。宣伝には役に立つ。政治の場合は全部、そうだよな。「改革なくして繁栄なし」とか言ったりする。

「要するに」と要約したものは治療には役に立たない。治療に役に立つのは、全体の雰囲気として、言うに言われんものを全部包含した理解です。何かを理解することが豊かなものを生み出すには、雰囲気まで取り込んだ理解が力をもつの。そのことが、「裏話の真価」なんです。「裏話」というものは、われわれの何かを知るということをきめ細かにする。しかも未来に向かって、この次の段階に向かって、われわれの行動に示唆を与えてくれる。それが「裏話の真価」です。

それは黒木先生の話をみなさんが今からお聞きになると、「あ、なるほど、そういうものの見え方だとわかるよな。しみじみとわかるよな。ほんとうにわかるよなぁ」というような感じが出てくるはずです。

〝要するに〟が好きな人は黒木先生の話を聞いたら、「要するに何のこっちゃか、ようわからん」

とか「なんかごちゃごちゃだ」とかいうふうになる。スローガンは作れないような話だ。それが黒木先生のお話を聞くまでの導入です。

以上で終わります（会場笑）。

黒木　ええっ？　もう少し、先生の話を聞きたい（笑）。

神田橋　ボクの話はよく要約されている。どうしてかというと、ボクの話は前座だからということもあるけれども、黒木先生がもっている特徴とボクのもっている特徴が違うから。それは何かというと、ボクの特徴は、質問があってから真価が出る。何か質疑応答があるんでしょ？　今、質疑応答をしてもいいよ、どうする？　それが本当は、ボクにはいちばんいい。

司会　みなさん、せっかくの機会ですので、どしどし質問をさせていただくといいと思うんですが……。じゃ、黒木先生の話の後にまたトークタイムというのを作りますので、そのときにでも。それまで、みなさんに考えていただいていてということで、神田橋先生どうもありがとうございました。

引き続き、黒木先生にご講演いただきます。本日の特別講演の演題は「うら梅から今日の精神療法の裏を読む」です。黒木先生、どうぞよろしくお願い致します。

裏の読みはじめ

黒木　みなさん、こんにちは。九州大学の黒木です。この朝倉記念病院には若いときから大変お世話になっています。非常勤のパートや当直で参ったり、はたまた昔は医局で毎晩のように酒盛りしたりと、入り浸りだったんですが、しばらくご無沙汰しております。今日は久しぶりに懐かしいお顔にもお目にかかることができて、本当に嬉しく思います。

先ほどの神田橋先生のお話を伺っておりますと、何と申しますか、上等な落語の名人の話を聞くような語り口で、うっとりとしてしまいました。その後に私なんかが出てくると、もうなんだか品のない芸人という感じがしますね。もう話し始める前から恥ずかしくなっています。

今日の話は、『うら梅から今日の精神療法の裏を読む』というタイトルを付けました。スライドでは、そのタイトルの下に現在の私の所属が記されておりますが、「九州大学大学院人間環境学研究院」といいます。これって、外の人にはどんなことを研究する所か、よくわからないでしょう。実は、昔の「教育学部」なんです。

今も学部としては教育学部ですが、一〇年ほど前に九大の工学部建築学科と教育学部や文学部の一部が一緒になって出来た大学院の組織が「人間環境学研究院」なんですね。ですから、宗教学とか、建築学の先生方とも教授会ではご一緒します。なんだか、今の医学部ではちょっと見かけないようなユニークな教授もいらっしゃいますね。

それにいかにも文系だなあと思ったのは、朝の始まりが遅いんです。まあ、精神科医の朝は他科の医師と比べると決して早いほうではありませんが、それでも朝の九時を過ぎても研究室の廊下がガラ～ンとして人影がまばらなのは、異国に来たような気分になりました。

私の部屋も、最初、行ってみますとね、ドアに「Osamu Kitayama, M.D.」って表札が貼ってある。私は、実はもう三年も前にご退職された北山修先生の後任なんですが、今も北山先生の表札がそのままってことは、三年間、その部屋は空き部屋だったということです。これを東京の私立大学に勤めている知人に教えたら、「うちではは絶対にそういうことはありません！　やっぱり国立ですね」とか、「さすがは旧帝大、余裕ですね」とか、ちょっと嫌みを言われました（笑）。

神田橋先生とメスメルの裏

まず、最初に神田橋先生に関する話題をお話しします。エムスリー・ドット・コムという医師専用のサイトがあります。たくさんの製薬メーカーがスポンサーになっているようです。そこに、「カンファレンス」という医者同士が掲示板に書き込みしている〝2チャンネル〟みたいなコーナーのコンテンツ・ランキングが発表されています。先日、それを見ておりましたら、ちょっと驚いたんです。精神科医のコンテンツ・ランキングの第一位は「双極性障害に抗うつ薬は無効か」という臨床精神薬理学の大論争でした。専門家も意見が対立しているこの問題について、精神科医がめいめいの持論を書き込んでいました。それは良いとして、問題は第二位です。何だったと思います？　なんと、第二位は、「神田橋先生は、詐欺師か、天才か……」なんですよ！　この点々の後には、「魔術師か」と書いてあるんですけどね、これが第二位ですよ（会場笑）。で三位が「デパス、ハルシオンの処方は是か否か」です。以下、四位は「カルテの保存期間について」、五位は「精神分析を学ぶ機会について」と続いておりました。

神田橋先生が「詐欺師か、天才か、はたまた魔術師か」をめぐって、全国の精神科医が、デパス、ハルシオンの処方の是非よりも議論しているわけです。このサイトは、全国で数万人の医師が登録していると思います。それほど先生はみんなの心を騒がせておられるわけですね。だって「神田橋先生は、天才か、魔術師か」だったらいいけど、最初に「詐欺師か」とは、いったいどういうことでしょうね。是非、この裏を知りたい。それで、本日は、「なぜ、みんなは神田橋先生にこうも惹かれるのだろうか」というお話をしたいと思います。

実は、「詐欺師か、天才か、魔術師か」ということに関しては、以前に神田橋先生ご自身も、精神療法の技法には贋物の雰囲気と逃げの味わいがあり、精神療法家以外にはしばしば嫌われ貶められていると述べておられます。[1] というのは、釈迦やキリストのような聖人には及ばぬまでも真似事をしようと工夫した人工産物こそが精神療法の技法だからです。その代表例として、精神療法家の先祖の一人と目されるフランツ・アントン・メスメル (Franz Anton Mesmer) が挙げられます。

メスメルという人は、一八世紀の後半から一九世紀の初めくらいに、ウィーンやパリで活躍した医師で、「動物磁気」を用いた不思議な治療で有名になりました。それはどういうものかというと、「バケツ (baquet)」と呼ばれる奇妙な器に差し込んだ鉄棒や結んだロープを伝わって周囲にいる人々に動物磁気が流れて、病気を治すというものでしたが、現代では集団催眠療法の一種と考えられています。この治療中は、「グラス・ハルモニカ」という、これまた不思議な音色を出す楽器による演奏が行われたそうです。メスメルは、若き日のモーツァルトのパトロンでもありましたから、彼の曲が流れていたかもしれませんね。しかし、まあ、いかにも怪しい、いかがわしい治療です。当時も大論争を巻き起こしました。「詐欺師か、魔術師か」って。そういえば、動物磁気と邪気って、なんだかひびきが似てますね（笑）。結局、メスメルはウィーンでもパリでも追放の憂き目に遭います。晩年はヨーロッパ中を放浪していたようです。

こんな怪しいメスメルが、なぜ精神療法家の先祖と言われるのかというと、一七七五年にガスナー神父が行った悪魔祓い（エクソシズム）の儀式を信仰の力ではなくて、動物磁気によるものだと主張したんです【図1】。それまで、人々は精神的に不調になったり、おかしくなったりすると、まず教会に行っておりました。信仰の力にすがったんです。それをメスメルが、「いや、そうではない、信仰ではないんだ」と主張したことが、その後、悪魔憑きを、もはや宗教ではなく、医療の枠のなかで病として治療するようになった流れの最初であったらしいのです。そういう理由で、メスメルは精神療法家の先祖なのです。

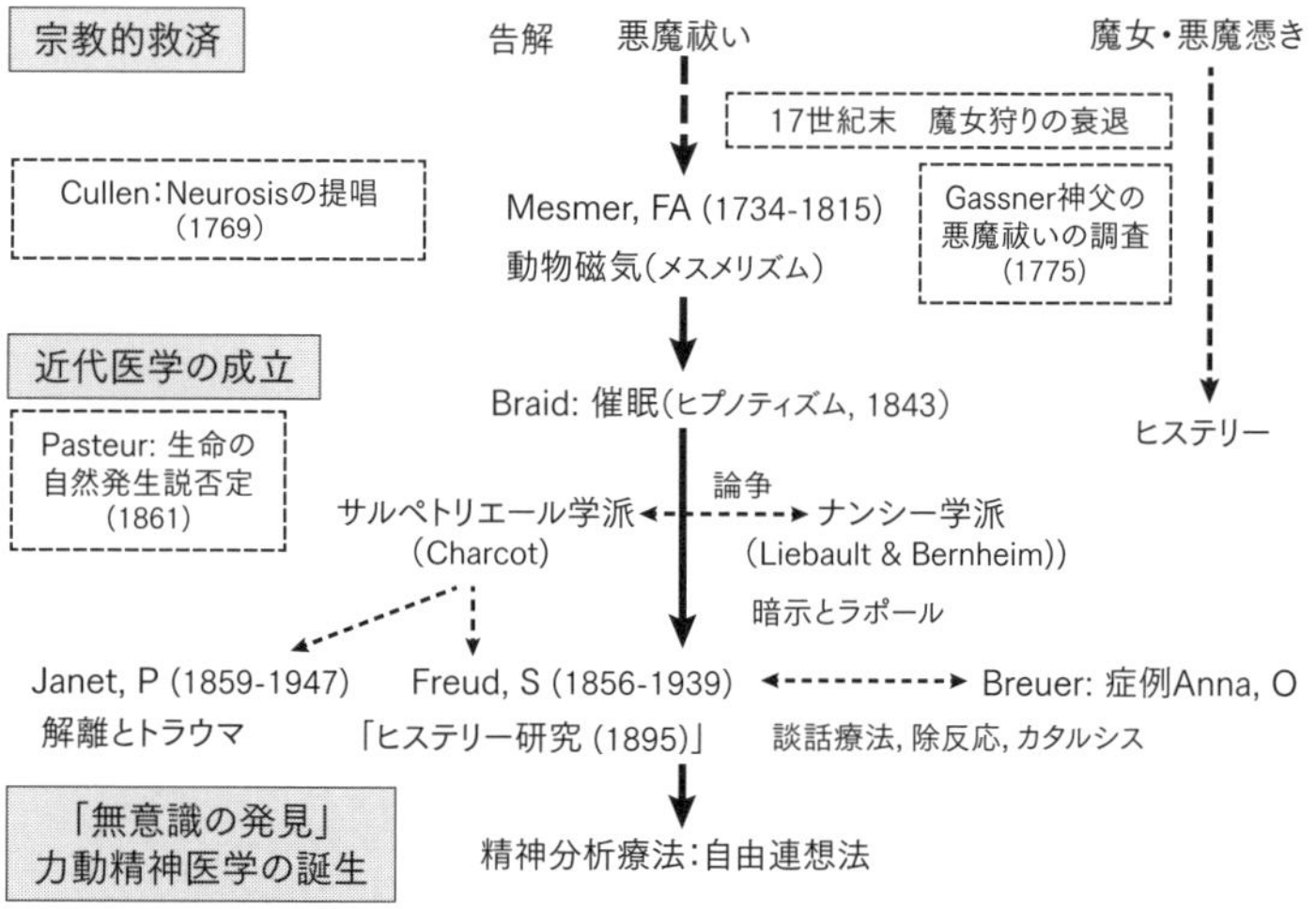

図1　精神療法の系譜（1）：MesmerからFreudまで

精神分析学黎明期の女性患者の裏

その後、ジェームズ・ブレイド（James Braid）というイギリスの医師が、メスメルが行っていた治療というのは動物磁気ではなくて、催眠という現象、ヒプノティズムだと主張し、そこから催眠の技法が色々と発展し、そのメカニズムの研究が盛んになりました。一九世紀後半には、フランスで神経学者のシャルコー（Jean-Martin Charcot）のサルペトリエール学派と内科医のリエボー（Ambroise Augste Liebault）とベルネイム（Hippolyte-Marie Bernheim）らのナンシー学派との間で、催眠のメカニズムをめぐって大論争がありました。これらが、精神分析学の誕生にどう結びついたかを話していると、とても時間が足りません。興味ある人は、アンリ・エランベルジェ（Henri Frédéric Ellenberger）という人が書いた大著『無意識の発見』[2]をご覧ください。わが国でも、東京武蔵野病院の江口重幸先生が詳しいですね。まあ、要点は、当時、フランスを代表する科学者であったシャルコーがヒステリーと催眠に関心をもって研究の対象にしたんです。つまり、一八世紀までは宗教で扱われていた現象が、医学の対象として認められたということです。そこから精神分析学が生まれるのです。

それはともかく、私が個人的に興味をもっているのは、この精神分析学の黎明期に症例として登場する女性患者のことです。当時は、すべてヒステリーと診断されていましたが、今だと解離性障害のほかにも、急性精神病とか、双極性障害も混じっていそうですね。今日では、滅多に見なくなったような奇妙な症状が出現していたようです。まだ悪魔憑きの時代がそんなに昔の話ではなかったからですね。例えば、フロイトの初期の頃のケースに有名なアンナ・Oというヒステリーの症例があります。この患者は、フロイト自身の患者ではなく、若い頃のフロイトの共同研究者であるヨーゼフ・ブロイアー（Josef Breuer）の患者でした。この症例の治療経過からフロイトは精神分析学のヒントを摑むわけですが、実際にはブロイアーの治療はちっともうまくゆかなかったんです。むしろ、もう患者は滅茶苦茶悪くなってしまって、最後は治療を放棄して、どこかの精神病院に送っています。ひどい話です。

今では、その後、症例アンナ・Oがどうなったのかということがわかっております。この人の本名は、ベルタ・パッペンハイム（Bertha Pappenheime）といいます。ブロイアーの治療の後、この人は精神科の治療を一切止めてしまいました。そして、三〇代になったら急遽目覚めて、女性解放運動の指導者になりました。今でいうフェミニズムですね。この人はユダヤ人であり、ユダヤ女性の社会的地位の向上に貢献した人生を送った人物として後世に名を残しています。

こういう裏話から、当時のウィーンの上流階級の若い女性のなかには、本当は能力が高いのだけれども、まだ女性の社会進出が抑圧された封建的な社会の雰囲気があったのだろうと、想像されます。そうした能力のある女性が抑圧された状況において、奇妙なヒステリーの症状が出現したのだろうと、そういうふうにも考えられるのです。

次はカール・ユング（Carl Gustav Jung）と関わりのあった女性で、ザビーナ・シュピールライン（Sabina Nikolayevna Spielrein）という精神分析医がいます。二〇一二年、公開された私の好きなデビッド・クローネンバーグ（David Cronenberg）監督の映画、『危険なメソッド』は、この女性をめぐるユングとフロイトの出会いと別れを描いて、話題になりました。この映画のなかのユングは、不誠実で情けない精神科医として描かれていて、自分の患者であり、医学部の後輩であるシュピールラインと不倫の関係に陥ってしまい、師匠のフロイトに厳しく注意されます。もう情けない限りのユングです。映画は、この女性を間にはさんで、ユングとフロイトの間に精神分析学をめぐる意見の対立も生じ、ふたりが決別するところで終わります。

その後、ユングは精神的に少しおかしくなります。スイスの湖の畔に建てた塔にひきこもってしまいます。その間に一連の幻覚を見ます。それを自ら描き記して説明を付けたのが『赤の書』です。希代の奇書の一冊でして、長い間、非公開だったんですが、数年前に公開され、日本でも創元社から出版されています[3]。中世の写本みたいな非常に分厚い重たい本です。地震で落ちてきたら危ないので、私は書棚の一番下に置いています。どうやらユングはアチラの世界を垣間見た感じですね。

精神療法の系譜の裏——二つの流れ

今日では、フロイトの精神分析学を科学と考える人はもうあまりいないと思いますが、フロイト自身は新しい科学分野を切り開いたと考えていました。一方、ユングはフロイトとは違う方向を志向し、非常に神秘的な世界に入っていったと思います。さらに、二〇世紀に入ると、行動主義心理学という科学分野が誕生して、その臨床応用という形で行動療法が生まれました。一九五〇〜六〇年代のことです。この流れは、二〇世紀半ばに隆盛を迎えた精神分析学に対するアンチテーゼでもありました。ここで指摘したいのは、二〇世紀の精神療法の系譜を俯瞰してみると、大きく二つの流れがあることです【図2】。

一つは、科学的実証に耐える精神療法のあり方を目指す流れであり、行動療法が、その代表です。現在は、当初、精神分析療法を学んでいた人たちが開発した認知療法や論理療法と一緒にして、認知行動療法と呼ばれます。こちらは精神療法を薬物療法などと同じ医学の治療法として位置付けることを目的としています。すなわち、医学化の流れです。もう一つは、医学化とは逆、いわば脱医学化の流れであり、ユングの分析心理学が、その筆頭です。こちらは、神秘主義回帰というか、霊性復興というか、スピリチュアルな方向を目指すもので、メスメル登場以前の精神療法がまだ宗教の領域だった時代に回帰するような趣があります。**図2**は、以上のように科学的実証主義と神秘主義回帰・霊性復興の二つの大きな流れのなかに、二〇世紀に登場したさまざまな精神療法がどの辺りに位置付けられるかを示したものです。かなり恣意的な位置付けではありますが、色々な精神療法の流派がどこから派生して、どこへ向かったかをおよそ摑めるかと思います。

この二つの流れは互いに拮抗しながら、時代によって盛衰をくり返しています。一九六〇年代には、精神分析学とも行動主義心理学とも違う人間性心理学という「第三勢力」がアメリカの西海岸に生まれます。カール・ロジャーズ（Carl Ransom Rogers）とか、アブラハム・マズロー（Abraham Harold Maslow）といった人たちが中心でした。人間性心理学から派生した各種精神療法というのは、人間はいろいろな束縛から解放されて、身も心ももっと自由になるべきだという思想が基本

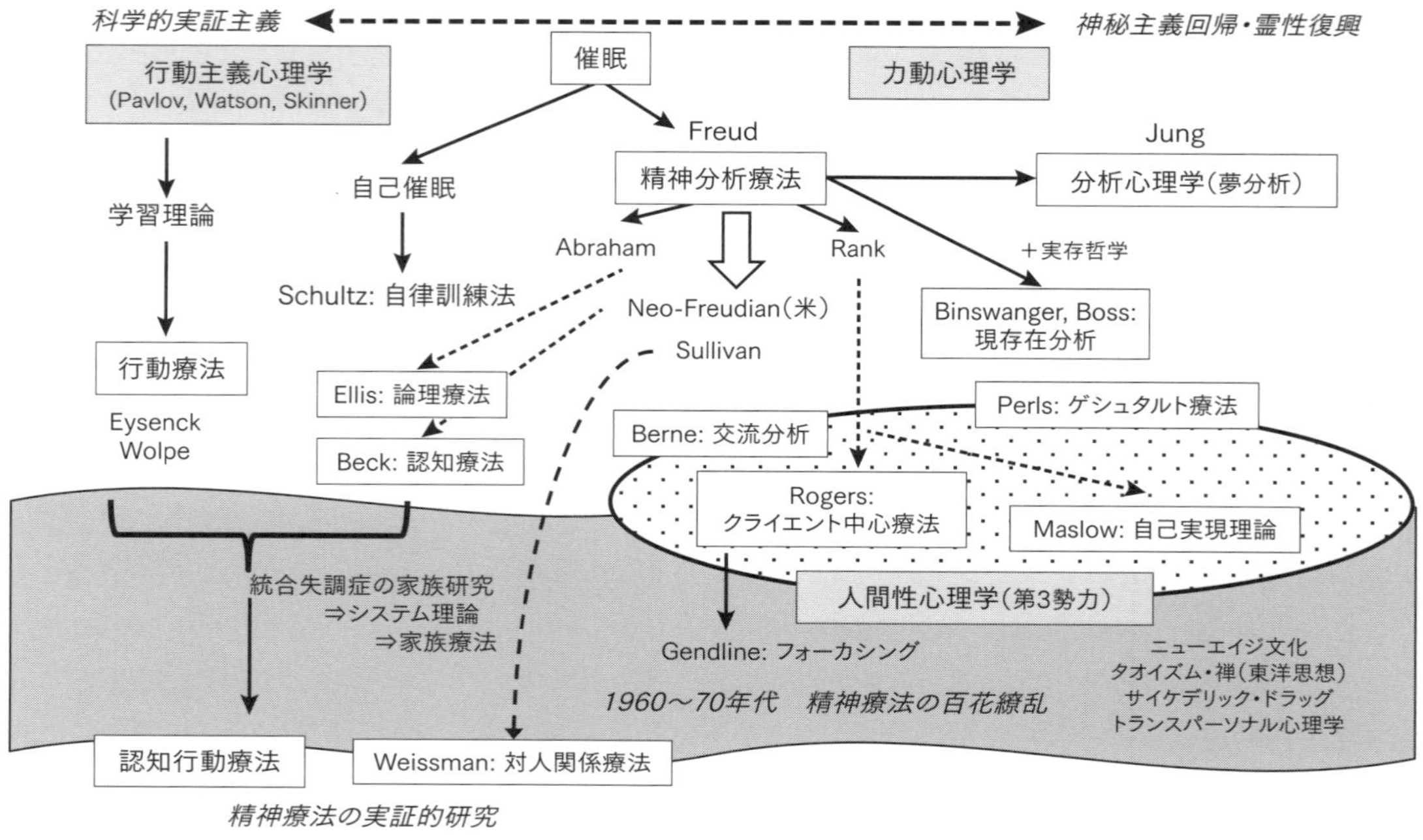

図2　精神療法の系譜(2)：20世紀の特に北米における展開

にあります。ですから、なんでもありというくらいたくさんの精神療法が生まれました。

私は、人間性心理学のメッカといわれるカリフォルニアのエサレンという施設に見学にいったことがあるんですが、一言でいうとヒーリングのパワー・スポットです。ヨガ教室あり、瞑想スポットあり、ハーブ畑あり、ヴェジタリアン・フーズあり、混浴の温泉あり、はたまた文字通り身も心も衣を脱いだヌーディストが歩いていたりですね。もうなんでもありです。私は、ああ、ロジャーズもマズローも、こんな所でレクチャーをして、ワークショップを開いたのだなと思い、彼らに対する印象も少し変わりました。日本の禅も森田療法もエサレンを拠点にしてアメリカに広まっています。LSDに代表されるドラッグ文化の温床にもなって悪い評判も立ちましたし、ニューサイエンスとか、トランスパーソナルサイコロジーなんかも、ここで生まれたのです。一九六〇〜七〇年代の精神療法は、こんなふうに脱医学化が際立っていたんですね。それゆえの「百花繚乱」の時代だったんです。

若き日の神田橋先生が精神分析医になるべく修行を積んでおられた時代は、こんな「精神療法の百花繚乱」の時代だったのですね。ご自身も以前に次のように書かれています。

わたくしと世代を等しくする人々にとって、重要な精神的意味をもつ、動乱の時代があった。ベトナム戦争をめぐる意見の渦、ヒッピーの運動、文化大革命、ブラック・パワー、薬物乱用、大学紛争等々、既成の秩序を破壊しようとする活動が、連鎖・同時多発的に起こった。何故あのような爆発が起こらねばならなかったのか、歴史や社会を考察する素養のないわたくしには見当もつかない。ともあれ、人の精神を対象にするわたくしたちの領域は、当然動乱のなかに入った[4]。

しかし、この時代も長くは続きませんでした。一九八〇年代に入ると、ガラッと雰囲気が変わって、精神療法の医学化を求める流れが強くなってきました【図3】。象徴的な出来事が幾つかありました。一つは、一九八〇年にアメリカ精神医学会が発表した精神疾患の診断基準であるDSM－Ⅲが精神医学の再医学化を目指したものであり、それまで精神分析学一辺倒だったアメリカ精神医学のターニング・ポイントになりました。もう一つは、オシェロフという内科開業医がチェストナット・ロッジ・クリニックに対して損害賠償請求を求めて起こした裁判であり、これも精神分析学の凋落を印象付けました。どういう訴訟かというと、当時、チェストナット・ロッジは精神療法のメッカとして高名な病院だったの

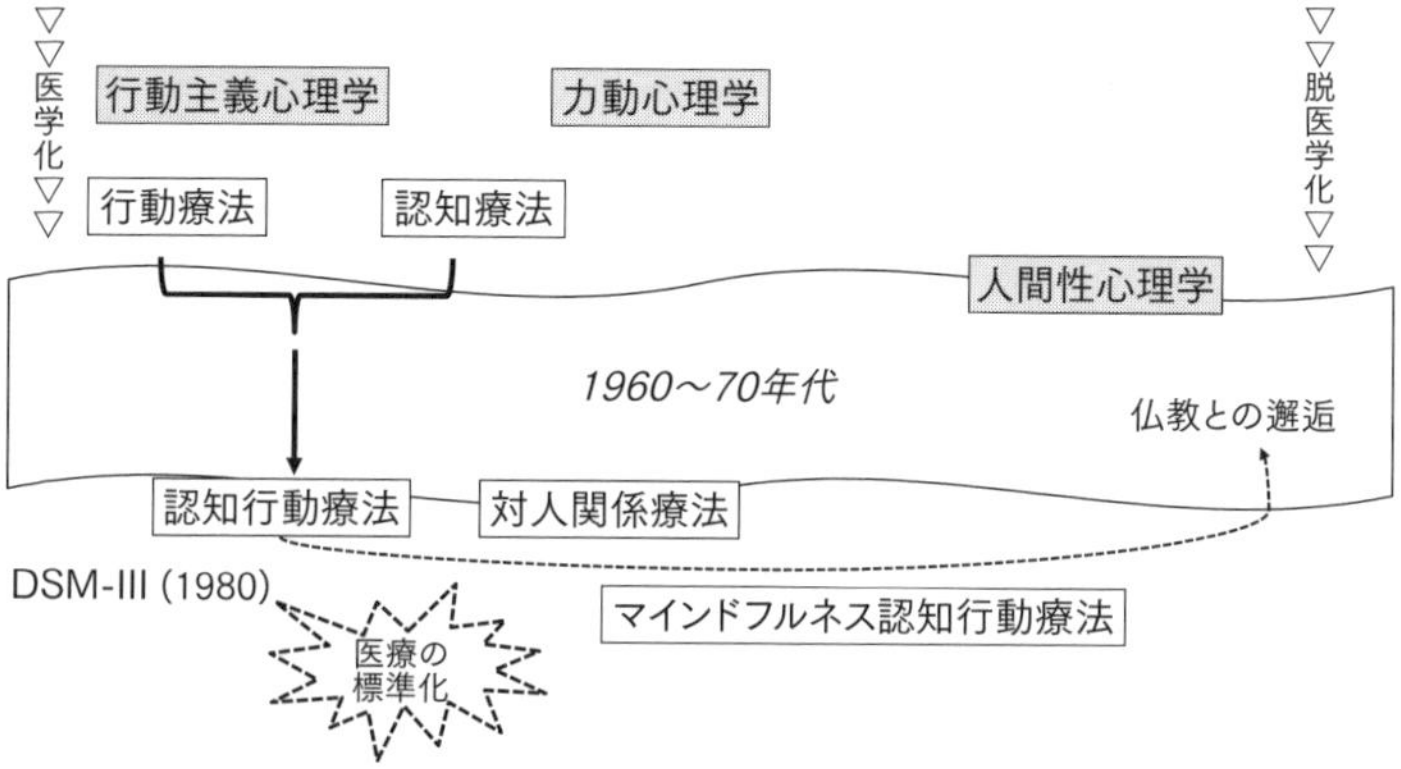

図3　精神療法の系譜(3)：マインドフルネスは70年代への回帰か？

ですが、オシェロフ医師は、そこにうつ病の患者として何ヵ月も入院したのだけれども、入院治療は精神療法ばかりで、薬物療法をしてくれなかった、だから回復が遅れて、損害を被ったと訴えたのです。この事件はアメリカの精神科医には大きな衝撃でした。同時に、精神療法も薬物療法並みに効果の比較検証がしやすい精神療法、すなわち、認知行動療法や対人関係療法が中心となってゆきました。それが、今日に至るまで世界の主流でして、現在の日本も、だいたいこの流れに沿っています。

認知行動療法の現在の裏

現在は精神科医療も「標準化」が流行のキーワードになっています。看護もそうだし、精神療法もそうです。誰でも同じようにできること、再現性があること、効果を数値に置き換えて比較検証ができること、これらの要素を満たすことが「科学的」であることと同義とみなされていて、精神療法もそうでなければならないと考えられています。

教科書には、精神療法について、ここまでしか書いてありません。しかし、私は必ず裏を読みます。というのは、最近、ほんのここ一、二年のことですが、従来、うつ病に対して薬物療法と同じくらい効果があるといわれてきた認知行動療法の効果が実はかなり疑わしいことを指摘する論文が次々と発表されているんです。(5) 結論を述べると、何もしないよりも、何かしたほうが、確かに効果があるけれども、では何をしたらよいかというと、別に認知行動療法が格段に優れているわけではなさそうということらしいのです。それはそうでしょうねえ。まあ、精神科の治療というのは、非特異的な要因、例えば、家族の支援とか、経済的な基盤とか、良好な人間関係とか、そういう要素のもつ力が実はとても大きいですから、標準化して治療法の比較検討を行うと、あまり差が出なくなるのは当たり前かもしれません。

知り合いのカナダのサイコロジストが教えてくれましたけど、アチラでは認知行動療法が上手な治療者の条件は、"Young, Attractive, Blond, Smart"、つまり「若くて、魅力的で、金髪で、頭が良い」ことだそうです。ジョークですけどね。「精神療法家は見た目が九割」というわけです。これもまた、精神療法の非特異的な治療要因です。

それから最近、認知行動療法のなかにも、「第三の波」と呼ばれる新しい流れが生まれてきました。「第三の波」というのは、「マインドフルネス」という仏教の瞑想法を技法に取り入れた認知行動療法のスタイルです。さまざまな流派があるんですが、これらの新しいタイプの認知行動療法の裏もなかなか面白いです。

よく知られているのは、「アクセプタンス・コミットメント・セラピー」という流派ですが、その創始者のスティーブン・ヘイズ（Steven C. Hayes）という人はスキンヘッドのちょっといかがわしい感じのする人物です。話は上手みたいで、聴衆は魅了されるみたいです。現代のカリスマ精神療法家の一人ですね。若い頃はパニック障害に苦しんで、各地を放浪して、自分自身を治療するために、いろいろな体験をしたそうです。ちょっと七〇年代のファッションを漂わせています。

それに、彼の理論は森田療法のパクリではないかという疑惑もあります〔ヘイズ自身は否定した〕。

それから、「弁証法的行動療法」という流派のマーシャ・リネハン（Marsha M. Linehan）という女性のセラピストの過去は凄味があります。彼女自身が、一〇代の頃は自傷をくり返すボーダーライン・パーソナリティ障害で、精神科病院に入退院をくり返していたというんですね。数年前のニューヨーク・タイムズにカミングアウトして、話題になりました。そのなかで、なんと彼女が体験した神秘的な体験について語っています。二〇歳になって、リネハンは、YMCAに入って、カトリックの信仰を深めました。そこで少し落ち着いて、働きながら夜間大学に通い始めた頃の話です。一九六七年のある晩、教会で祈りを捧げているときに、不思議な体験をするんです。

ある晩、私がひざまずいて十字架を見上げていると、そこら中が金色になりました……。そして、突然に私はなにかが近付いてくるのを感じました。それはきらきらとした体験でした。私はすぐに自分の部屋に走って帰りました。そして、『自分を好きだ』と言ったのです。それが、私が最も大切な人間である自分自身と話した最初でした。私は自分が変わったことを感じていました。(ニューヨーク・タイムズ、二〇一一年六月二三日)

こうした体験が、彼女の弁証法的行動療法が強調する「絶対的受容(radical acceptance)」の基礎になるのだろうかと思います。何か大きな存在に受け入れられる、包まれるという体験です。弁証法的行動療法は、現在、ボーダーライン・パーソナリティ障害に対する有効性が実証されている代表的な精神療法なんですが、リネハンでなければできないというような技法の凄味があって、その凄味はやはり彼女自身の体験に根差しているのだろうなと思います。

それにしても、ヘイズはなんだかいかがわしい「贋物の雰囲気」がありますし、リネハンに至っては人智を超えた神秘的存在に自らを委ねています。科学的実証主義の雰囲気とは相容れないですね。どちらかというと、神秘主義の流れに接近しつつあります。結論をいうと、マインドフルネス認知行動療法は、一方では八〇年代以降の認知行動療法の流れを汲むのですが、もう一方では仏教の瞑想法を取り入れるなどして、その雰囲気は明らかに七〇年代に回帰しているように見えます。

裏仕掛け

総じて、精神療法を志す人たち、他人を心理的に支援したい、援助したいと思う人たちは、やっぱり科学的実証主義だけでは、なんだかつまんないというか、行き詰まりを感じてしまうのではないのかなと思います。表向きは精神療法の標準化が求められる現在でも、神秘主義へ回帰したり、スピリチュアルな救いを求めたりする傾向はやはりなくなりはしないようです。それは、おそらく、セラピスト自身にとって意味のあることなのだという気がします。

結論を申しますと、私たちは、科学的実証主義と神秘主義とスピリチュアルなものへの回帰の双方のバランスをとりながら、精進を重ねるべきなのでしょうね、私たちが神田橋先生に惹かれ、憧れるのも、この双方の要素を神田橋先生のなかに見出しているからではないでしょうか。

これもまた神田橋先生がとても良いことを述べておられます。『技を育む』のなかの「うつ病治療のための物語」という一節です。

現実生活に行き詰まったとき人は子ども返りすることで自然治癒力の活躍の場を確保するのでしょう。近年うつ病者の自殺が増えています。ボクは、子どもたちが成長過程の早期から有意義な活動に従事していることが主因であろうと考えています。行き詰まって退行しようとしたとき、くだらないことに熱中していた過去、が無いので、すべてが今の現実生活と繋がっており、逃げ場がないのだと思います。ダメな自分になっちゃったとき、くだらないが楽しくて充実していた時代を持っていたら、そこへ退行することで休めるのだと思います。[6]

私が大好きな一節です。やっぱり精神療法が発展してゆく過程にも、こういう部分があるのだろうなあと思います。ある程度、精神療法の方法論が確立して、定式化すると、それを標準化して、実証的に効果を検証しましょうって流れになりますが、一方ではそれに疑問をもったり、反発したりする動きが必ず出てくる。精神療法をマスターしているセラピストのなかに生じてきます。そこで、「そんな馬鹿なことをやって……」と、呆れられるような試みが始まるのだろうけれども、しかし、それは実はとても大事なことではないのかと思うんです。

以上で、だいたい私の話は終わるんですが、最後にやっぱりくだらないが楽しい話をしておきたいと思います。附録ですね。

それは、私が今まで聴いたなかで、「最短最強の神田橋精神療法」についてです。ただ、ひょっとすると神田橋先生はそんなことはおっしゃっていないのかもしれませんので、間に「風」の文字を入れて、「最短最強の神田橋風精神療法」と言っておきますが、「これは使えますよ、これだけは覚えて帰ってください」と神田橋先生風に紹介します。

それはですね、神田橋先生の口調を真似て、次のように言ってみるんです。


「今から一〇〇年後、この地球上にはあなたもボクもいないよね……」


とね。

少し後に余韻を残しながら、つぶやくように声を出すのがコツです（笑）。

この一言が最強の精神療法であることは、実証できます。まず、このことは、何人たりとも否定できない真実でしょう。これは強いです。しかも、「一〇〇年後、地球上にはあなたもボクもいない」という点では、クライエントもセラピストも対等なわけですよ。そしてさらにこの一言がね、喜びも悲しみも超越した大きなものに抱かれているというイメージをもたらす。これはもう最強です。ですから、若い方でこれから精神療法を勉強して一家言をなそうという人は、このような三条件を満たす学説なり理論とかを発想すると大ヒットします。というような話を、大学で講義しているわけではありませんよ（笑）。

ただし、この技法には注意が必要です。一人の患者の治療においてたった一回のみ有効です。しかも、タイミングを外すと、無効なことが、ときには有害なこともあります。ですから、乱用はくれぐれも避けてください。

というわけで、最後は、ああ、やっぱりくだらなかったな（拍手）。

裏の裏――かけあい漫才

司会　黒木先生、楽しいお話をどうもありがとうございました。では質疑応答の時間にさせていただきます。

黒木　質疑はないと思いますが（笑）……神田橋先生、何かご連想や、ひらめきとかございましたら……。

神田橋　いやぁ、大変な発見があった。ベルタ・パッペンハイムも、それからその後のふたりの人も、写真で見ると、三人ともフラッシュバックの脳です。そうでしょう？　それでボクが今、凝っている「心的外傷の起こった年齢」を推定する方法をやってみますと、ベルタ・パッペンハイムは三歳の頃に心的外傷があります。

それから次の……（スティーブン・）ヘイズはね……（スライドの写真を見ながら）このおじさんはですね、この人が一番フラッシュバックが強い。一、二、三、四、五、六、七……六歳、七歳、八歳のところに心的外傷があります。だから人生のちょっと後なんですね。だから自分で心的外傷の歴史をより意識できているはずです。その回想から論を組み立てているのでしょう。彼がかかっていたのは、パニック障害というけれども、それはパニック障害ではなくて、フラッシュバックによる二次的パニック発作です、ボクの診断ではね。

それから（マーシャ・）リネハンさんはボーダーラインというのは正しいんだろうと思います

が、ボクは、今はもうボーダーラインという診断名を全然使いません。で、リネハンさんは〇歳と一歳のときの愛着障害です。当然、その心的外傷のフラッシュバックがありますが、〇歳と一歳ですから、新生児、乳児期の心的外傷だけで、後がないですから、自分が愛着障害体験のフラッシュバックで苦しんでいるということ、自分がそういう「心的外傷」をもっていることがわからない。いちばん基本的な愛着の部分が完成していないので、愛着関係の場面だけで不適応が起こってくる。そういう状態がボーダーライン・ケースの病理です。そういう心の傷を癒やす絶対的受容者は、もう神以外はいないんです。

黒木　いないですね。

神田橋　神に癒されることによって愛着障害がよくなるんです。〇歳と一歳のときのほんものの愛着障害の人が良くなるもう一つの方法は、新生児を抱えている母親、理想的な、というより、生物としての普通の自然な母親と同じ態度で自らが他者に接することです。それによって、絶対受容に近似の場の雰囲気が出てきますと、本人が受容者になって、他者を絶対受容しているんですけれども、場に醸し出されている雰囲気は彼女が体験することのなかった雰囲気なものですから、治療者になることによって、自分の得られなかったものを遅まきながら得ることになって、愛着障害が治癒あるいは軽減するんです。

だから、「自分を好きだ」というのは絶対受容なんです。ですから絶対受容的なことができる非常に優れた治療者はほとんど、生育史に愛着障害をもっていて、それを他者と役割を交換することによって、自己治療している人々だろうというのが、今のボクの考えなんですね。それは女の子がお人形さんを相手にして、マザリングをやるときには、役割が変換するでしょ。それと同じようなことを非常に深く濃厚に、生きている人間を相手にやれば、自分の愛着障害も癒されるんだとボクは思います。

なぜそう思うかというと、動物園で人間に育児されたオランウータンが母親になっても育児能力をもたないということと裏表の関係にあるんだろうと思うんですね。つまり育児されることによって、育児能力が開花するということが、今度は育児を、人間は自分で意識ができますから、育児することによって、育児をされなかった過去を穴埋めできるというふうに思います。だから、こういう絶対受容的な治療法を開発して、それで実績を上げている人はほとんど愛着障害があって、基本的にボーダーライン・ケースであろうと今は思っています。それは写真を見るとわかりますから。

黒木　私のくだらない話が、急にクオリティが上がった。ありがたい（笑）。

神田橋　もうちょっと軽い愛着障害であれば、自然の懐に抱かれるというかたちでも癒されますけど、やっぱり生身の相手のほうがいいから、絶対受容ができるような宗教者によって癒されるという可能性もあるだろうし、自分がそういう役割になっても、雰囲気は同じ。なぜ雰囲気が同じかというと、これは結局、シナプスの問題だろうと。どっちの体験だとしても、シナプスの可塑性ということから、同じシナプスだからだと今は思っています。

だからこの（各セラピストの）写真を見せてもらったことは非常にうれしいです。ボク自身の考えが整理されましたから。

自傷行為というのは全部、多少とも愛着障害なんですよね。自傷行為はナルチシズムの少しかたちの変わったもの。表現型が少し歪んでいるだけで、ナルチシズムの表れであり、十分に充足されなかったナルチシズムを充足しない形態でくり返しているということ。だからいつかは、リストカットは終わるんです。終わるまでは、あんまり上手な治療法じゃないけれど、何回も何回も何回もやってれば、だんだんに治療になるんだろうと思う、すだれ切りなんかね。いつかは卒業できる。

今、ボクの信念は「症状はすべて自己治療のやや下手くそな努力である」ということ。愛着障害の人はそのままじゃ他の人と話が合わない、雰囲気が合わないからね。

黒木 リネハンは、ニューヨーク・タイムズのウェブ上の動画サイトにも出演しましてね。わざとでしょうが、映像に出てくる彼女の腕には、見る人が見ればすぐにわかる無数のリストカットの古い傷がですね、ありました。

神田橋 リストカットについてはもう一つ考えがあって、邪気がたまる場所は手首と足首ですから、そこを切ると、血液が出ていくと同時に邪気が排泄されて、すっきり感が生まれてくるようです。

黒木 ベンジャミン・ラッシュ（Benjamin Rush）の瀉血療法ですね（笑）。

神田橋 瀉血療法です。場所はやはり手首がいちばん邪気が出ますから。だけど、上のほうを切る人がいるでしょ、袖に隠れるように。それはやっぱり治療効果が少ない。

黒木 治療効果が少ないと言ったって……。焼酎風呂はまだ勧めておられますか？

神田橋　やってます。やっぱり写真で診断がつくから、写真はいいなあ。

黒木　それは神田橋先生だからです（笑）。

神田橋　帯状回に邪気がはっきり出てますね。ちょっとサリヴァン（Harry Stack Sullivan）とフリーダ・フロムライヒマン（Frieda Fromm-Reichmann）の写真を見せてください。今の写真の、この美人には何にもないです。

黒木　これはあの、ほら、ルー・アンドレアス・サロメ（Lou Andreas-Salomé）といって、フロイトから教育分析受けた人です。で、ニーチェを失恋させて、死に追い込んだ魔性の女（笑）。

神田橋　この人は何にもトラウマがなさそうです。

黒木　トラウマをいっぱい受けた男性が多いんです（笑）。

神田橋　この人にはトラウマがないし、男性を支配しようという病理もない。この人は健康です。

黒木　本人は健康かもしらないけれど、まわりは……（会場笑）。

神田橋　精神療法家たちのもつ病的な、傷ついた部分が引き寄せられては、いじられたという、無邪気なスーパーヴァイザーみたいなもんだ。

（スライドの写真を見て）フリーダ・フロムライヒマンはフラッシュバックがありませんね、愛着障害ですけどね。〇歳のときのこの人の母親について調べてみるとわかるでしょう。

サリヴァンはフラッシュバックがあると思います。〇、一、二、三、四、五、六、七、八……一〇歳、一一歳の頃にあるようです。写真の人々のフラッシュバックは全部、〔漢方薬の〕71番〔四物湯《しもつとう》〕、60番〔桂枝加芍薬湯《けいしかしゃくやくとう》〕の適応が出てます。だけどフリーダ・フロムライヒマンは、愛着障害はあるけれど、フラッシュバックがない。

黒木　今の71番というのはツムラの？

神田橋　ツムラの71、60番が合いますね。サリヴァンに飲ませたかった（会場笑）、こんなの言ったら、もう無茶苦茶だ。

黒木　そうしたら、これをちょっと見ていただこうかなぁ（著名な精神療法家の写真が多数掲載されているスライドを供覧する）。（神田橋先生の写真を指して）これは良いですね（会場笑）。

神田橋　ユングはね、フラッシュバックじゃなくて……。

中井久夫先生はね、フラッシュバックがあったんですよ。で、阪神大震災のフラッシュバックだろうと思って、「先生、フラッシュバックがあるから飲みなさいよ」とボクが漢方を勧めたら、高校時代かなにかのいじめのフラッシュバックだったらしくて、「それが軽くなった」と喜んでおられた。

ここのなかでユングだけがすごいよ。ボクの最新の発見、「先祖の業」（会場笑）。

黒木　ユングは一族郎党、みんな霊能力の高い人ばっかりだから。

神田橋　「先祖の業」です。フラッシュバックはないし、マイナス三、マイナス二、マイナス一、〇、一、二、三、四、五、……二六歳ぐらいからにトラウマがあります。二八、二九、三〇、どんどんトラウマが……。

黒木　トラウマだらけですよ。

神田橋　三二歳ぐらいまで。だけどこの人は先祖の業ですね。で、これは誰ですか？

黒木　これはアーロン・ベック（Aaron Temkin Beck）。認知療法の創始者で、これがリネハンですけどね。

神田橋　リネハンはさっき話した。アーロン・ベックは何もないですね。発達障害もない。

黒木　これは森田正馬先生（森田療法の創始者）だからちょっと……。

神田橋　森田先生は何かな、あっけらかんとしている。

黒木　「あっけらかん」と言われるとなんかつまらん人間のような……。

神田橋　つまらんですよ、普通の健康な人。だけど森田先生も「先祖の業」です。

黒木　森田先生は出自がよくわからんのですよ。

神田橋　「先祖の業」を取る精神療法が最近だいぶ成功してるんで。

黒木　取れるんですか？（笑）

神田橋　フロイトはマイナス一、マイナス二、〇、一、二、……三歳、四歳だからプレエディパルのものですね。

黒木　理論とぴったり一致しますね。どうもありがとうございました。

司会　ほかにご質問のある方はよろしいでしょうか？

黒木　なんか神田橋先生がいちばん怪しかった（会場笑・拍手）。

神田橋　だんだんそういう怪しい世界に入り込んでしまいました。

黒木　あ、そうそう思い出した。わが前任の北山修教授が、今、新しい本を書いておられるらしいんですよ。そのタイトルが何だったかなぁと思ってたら、今の言葉でパッと思い出しました。

『評価の分かれるところに』というタイトルで（笑）、精神療法家たるもの、その評価の分かれるところに身を置かないといけないと。[7]

神田橋　こないだ山伏の人が修行に行き詰まって訪ねてきてね。

黒木　山伏？　ええっ、またほんとうに？（笑）

神田橋　それで「こんなに話が通じる先生には初めて会った」とか言って、感激して、それで元気になられた。それからなんかいろいろ護摩をたいた灰やら、お守りやら、家の東の方角に貼る御札やらをお礼に持ってきてくれて、感謝された。

黒木　評価の分かれるところに（会場笑）。

神田橋　なんか修行に行き詰まって、「もう自分の魂はここから一歩も動けない」とかいうような症状だったけれど、一所懸命に聞いて、ボクなりに連想したところを話したら、それでよかったですな。何でもなんとかなるもんです。

黒木　この間、東洋医学会が鹿児島でありましたね。あのときは先生、何かなさったんですか？

神田橋　『質問に答える』をやった。それで盛り上がってね、あまり勉強しなくても、漢方なんてものは漢方薬とその人の脳と相性さえ摑めば、それでいいというような話をした。

黒木　ほかに何か質問は？

司会　会場からご意見、ご質問がある方は、この機会にどうでしょうか？　はい、お願いします。

質問者　黒木先生は、精神療法家の自伝なんかで、その育ちや経歴が自分に似た精神療法家の流儀を学んでみたらどうかとおっしゃられましたが、黒木先生自身はどの精神療法家から？

黒木　やはり神田橋先生の『発想の航跡』とか『技を育む』とかですね。『技を育む』の前半のところはいいですね。いちばん合わなかったのは森田正馬先生の……。

質問者　先生は森田療法学会の常任理事ですが……（笑）

神田橋　あのね、傾倒している人はその流れをダメにしますよね。批判的継承のようなものがいちばん正しく物事を継げるんですね。

僕はチェスタートンの言葉が好きでね。「正統なるものは常に異端である」と。チェスタートンは、キリストは異端者として出現したのではないかということを言っているんですね。だから精神が継承されるためには、批判的継承者でないと、芯の部分が抜け落ちてしまう。傾倒している人は中心部分を継承できない。どうしてかというと、その文化の創始者はみな異端者として出現しているわけだから、そのいちばん中心にある批判的精神というものが受け継がれなければダメなんですね。それでなければその流れは衰退していくと。

つかず離れずというような感じのところは、黒木先生とボクは似ている。

黒木　いやぁ、どうかな。

神田橋　「つかず離れず」は正確じゃないな。「ついたり離れたり」だ。

黒木　ついたり離れたり……（笑）。

司会　会場からどなたかご意見、ご感想、ご質問、よろしいですか？　じゃ、本日はたいへんお忙しい神田橋先生、黒木先生に貴重なご講演をしていただき、ありがとうございました。現場ではときには裏を読むことも考えていきたいかなと思います。それではここで……。

黒木　現場では、噂話を控室でしてくださいということで……（笑）。

司会　噂話と、裏を読むということを医局でも病棟でもしたいと思います。それではこれで本日の特別講演を終了させていただきます。ありがとうございました（会場拍手）。

〔参考文献〕

（1）神田橋條治『精神療法面接のコツ』岩崎学術出版社、一九九〇
（2）エレンベルガー（エランベルジェ）、A（木村敏・中井久（監訳）『無意識の発見――力動精神医学発達史（上・下）』弘文堂、一九八〇
（3）ユング、C・G（河合俊雄監訳）『赤の書 The Red Book』創元社、二〇一〇
（4）神田橋條治『発想の航跡――神田橋條治著作集』岩崎学術出版社、一九八八
（5）Baardseth, T. P., et al., : Cognitive-behavioral therapy versus other therapies: Redux. *Clinical Psychology Review*, 33(3): 395-405, 2013.
（6）神田橋條治『技を育む』（精神医学の知と技）、一一五〜一一六頁　中山書店、二〇一一
（7）北山修『評価の分かれるところに――「私」の精神分析的精神療法』誠信書房、二〇一三

戦後日本の精神医学史
――ガラパゴス化と精神病理学が花開いた七〇年代

はじめに

第二次世界大戦後、未曾有の高度経済成長期を経て、わが国の伝統的な社会構造や人間関係は急速に変貌していった。その激動がピークを迎えた一九六〇年代後半から七〇年代初頭にかけて、日本人の精神のあり方に対する一般の人々の関心も高まった。

まさに、その時期、わが国の精神病理学は世界に類を見ない高嶺を迎えようとしていた。それは、わが国固有の治療文化や生活信条と欧米の精神医学の思想とが巧みにブレンドされ、唯一無二の芳ばしい香りを放った一瞬であった（黒木、二〇一二）[1]。同じ頃、日本人の感性に適した心理療法を探求していた河合隼雄らの活動とも、それは共鳴し、わが国の臨床心理学の発展にも大いに寄与した。ただ、それは国際的にみると学術的鎖国によって誘発されたガラパゴス化現象であった。しかし、なんという美しき豊穣なるガラパゴス諸島であっただろうか。今、振り返ると奇跡のような時代にさえ思える。

少し後に、あの時代の精神医学の恩恵を最も受けた世代のひとりとして、憧憬を込めて戦後日本の精神医学がたどった特異な道程を語ってみたい。最初に、その背景として、戦後も堅持されたドイツ精神医学の伝統と戦後に本格的に導入された心理療法の系譜、および大学紛争後の学界権威の衰弱などの諸点を指摘しておきたい。

ドイツ精神医学の伝統

わが国においては、精神医学も心理学も、明治期以降に欧米より導入された学術体系であり、その黎明にあった一九世紀半ばより以前の姿は知らないままに先達たちは学び始めた。他の学問領域と同じく、海外で教育を受けずとも、欧米の教科書や著作がいち早く翻訳され、日本語で学ぶことが可能となったため、比較的短期間に専門家が育っていった。そのため、欧米の諸学説が、その背景を理解されぬままに日本的な文脈に沿って翻訳・解釈されることも起こりえた。このことは、後にわが国の精神医学と心理学が自らのアイデンティティのありかを問う一因となった。輸入品ではない、わが国固有の精神医学や心理学の理論・学説が模索されてきたのである。

なかでも、一九二〇年前後に森田正馬が創始した独創的な心理療法（森田療法）が、当時の煩悶する青年たちの神経衰弱症[注1]に対して「自然服従」という東洋的な智慧に基づく解決を示した点は特筆されよう。しかしながら、当時、中央の学界は森田の業績に対してきわめて冷淡であったと伝えられる（池田、一九九六）[2]。というのも、明治期以来、わが国の精神医学の教育と研究はドイツ精神医学、とくに脳の組織病理を明らかにする神経病理学を主流としてきたからであり、反面、治療論、とくに心理療法に対する関心は低かった。脳病変が認められない神経衰弱症は、研究対象ではなかったのである。さらに、当時の権威主義的な帝国大学教授たちには、私立専門医学校の教師に過ぎない森田の業績など認めるわけにはゆかず、通俗的な民間療法扱いであった。唯一、九州帝国大学教授の下田光造だけが、森田の学説を支持し、彼の業績を激賞した（黒木、二〇〇八）。[3]

第二次世界大戦後もわが国では戦前と変わらずドイツ精神医学の伝統が堅持された。これは国際的にみると異例のことである。なぜなら、本国のドイツでは、戦前、戦中を通じて、ナチによって多数のユダヤ系精神科医が大学や研究所を追われ、英米への亡命を余儀なくされていたからである。国内に残った者もホロコーストの犠牲になった。さらに無数の精神障害者が犠牲となったT4作戦[注2]への精神科医の関与は重い負の遺産となった（岩井、二〇一二）。[4] このようにナチズムの惨禍は、戦後、長くドイツ精神医学に暗い影を落とした。ナチの政策に協力しなかったシュナイダー（Kurt Schneider）は、戦後、ハイデルベルグ大学医学部精神科の主任教授に就任し、その精神科診断学をさらに精緻なものにさせてゆくが、[注3] 精神医学研究の表舞台は英米に移っており、ヤスパース（Karl Theodor Jaspers）[注4]と同様、日本以外では、その名を一般の精神科医が知ることはなかった。

わが国の精神医学が、戦後も一貫してドイツ精神医学に重きを置いたのは、戦前から戦後にかけて長く東京大学精神科の教授を務めた内村祐之《ゆうし》の力に依るところが大きい。彼は、神経病理学を専攻し、一九二〇年代にクレッペリン（Emil Kraepelin）門下のシュピールマイヤー（Walther Spielmeyer）のもとに留学していた。その一方で、門下の西丸四方、島崎敏樹らにクレッペリン、ヤスパース、シュナイダーらの著書を翻訳させ、ドイツ精神病理学の粋をわが国の精神科医に伝えた（内村、一九七二）。[5] それゆえ、日本では、本国のドイツ以上に彼らの文献が精読されてきた。

ドイツ精神病理学の特色を一言で述べるならば、緻密な症候学である。すなわち、その基底にある観念論的な本質主義によって精神疾患の病因を追求することが好まれ、細やかな精神現象の観察が精神医学教育の基本であった。かたや経験主義を重んじる英米の実証主義的研究、例えば、精神疾患の疫学などは、わが国では大きく出遅れた。

いま一つ、ドイツ精神病理学には精神疾患の構造に関する有力な仮説があった。それは、脳器質的疾患を最下層に置き、順に統合失調症、躁うつ病、神経症と積み上げてゆく診断の階層性《ヒエラルキー》である。この階層構造は、一九世紀後半の精神医学にも大きな影響を与えた進化論的理解に基づくもので、力動心理学にも共有された（内村、一九七二）[6]。階層構造において、原因不明の統合失調症が最重度、かつ最重要な疾患と位置付けられた。統合失調症の病因解明と治療こそが、精神医学の最大のテーマであった。かたや神経症圏内の病態に対する関心は薄れる傾向にあり、前述したように、心理療法を専攻する精神科医はごく少数であった。

戦後の心理療法の系譜

戦前、わが国の精神医学に精神分析学を紹介したのは、東北帝国大学教授の丸井清泰である。森田正馬は、神経症の精神病理をめぐって彼と鋭く対立し、学会のたびにふたりが激しく争ったことは語り草になっている。

精神分析療法が本格的に教育、実施されるようになったのは、戦後になってからである。一九三〇年代、ウィーンに留学し、教育分析を受け、後に都内に開業した丸井門下の古澤平作のもとを多くの若い精神科医が訪れ、教育分析を受けた。彼らがわが国の精神分析学の第一世代となった。九州大学の出身者では、前田重治、西園昌久らが古澤に教育分析を受け、一九五〇年代後半に帰学後は下田光造の門下で森田療法の論客でもあった池田數好、桜井図南男の薫陶を受け、それぞれに自身の臨床と研究を発展させた（黒木、二〇〇八）(7)。同じく古澤に教育分析を受けた土居健郎は、米国留学を経て帰国後、内村祐之の紹介により森田門下の鈴木知準《とものり》が営む診療所に通い、その治療過程の観察から「甘え」理論を発展させた。下田が初代教授を務めた慶應義塾大学精神科の小此木啓吾も同様であり、多数の著作により精神分析理論を一般の人々にもわかりやすく紹介した功績は大きい。

以上のように、わが国の精神分析家の系譜をたどると、往年の森田と丸井の対立軸に起点を置く人物相関図を描くことができる（次頁の図参照）。森田療法と精神分析療法がいたずらに反目し合うのではなく、むしろ両者が互いに影響を与えながら発展してきた歴史が見て取れる。そのなかから生まれた土居（一九七一）(8)の「甘え」理論は、わが国独自のアイデンティティに根ざした精神病理学の金字塔であった。

一九六〇年代に実践された精神分析療法のもう一つの特徴は、その適応を神経症圏内から精神病圏内の症例にも拡大した点であろう。その理由として、先にも述べた通り、わが国のアカデミックな領域では伝統的にドイツ精神医学が主流であり、心理療法に関する関心が薄かったことが関連している。精神分析家の多くは大学の外に臨床実践の場を求めるほかなかった。当時はまだクリニック（診療所）が少なく、統合失調症患者が入院患者の大部分を占める精神科病院が主な勤

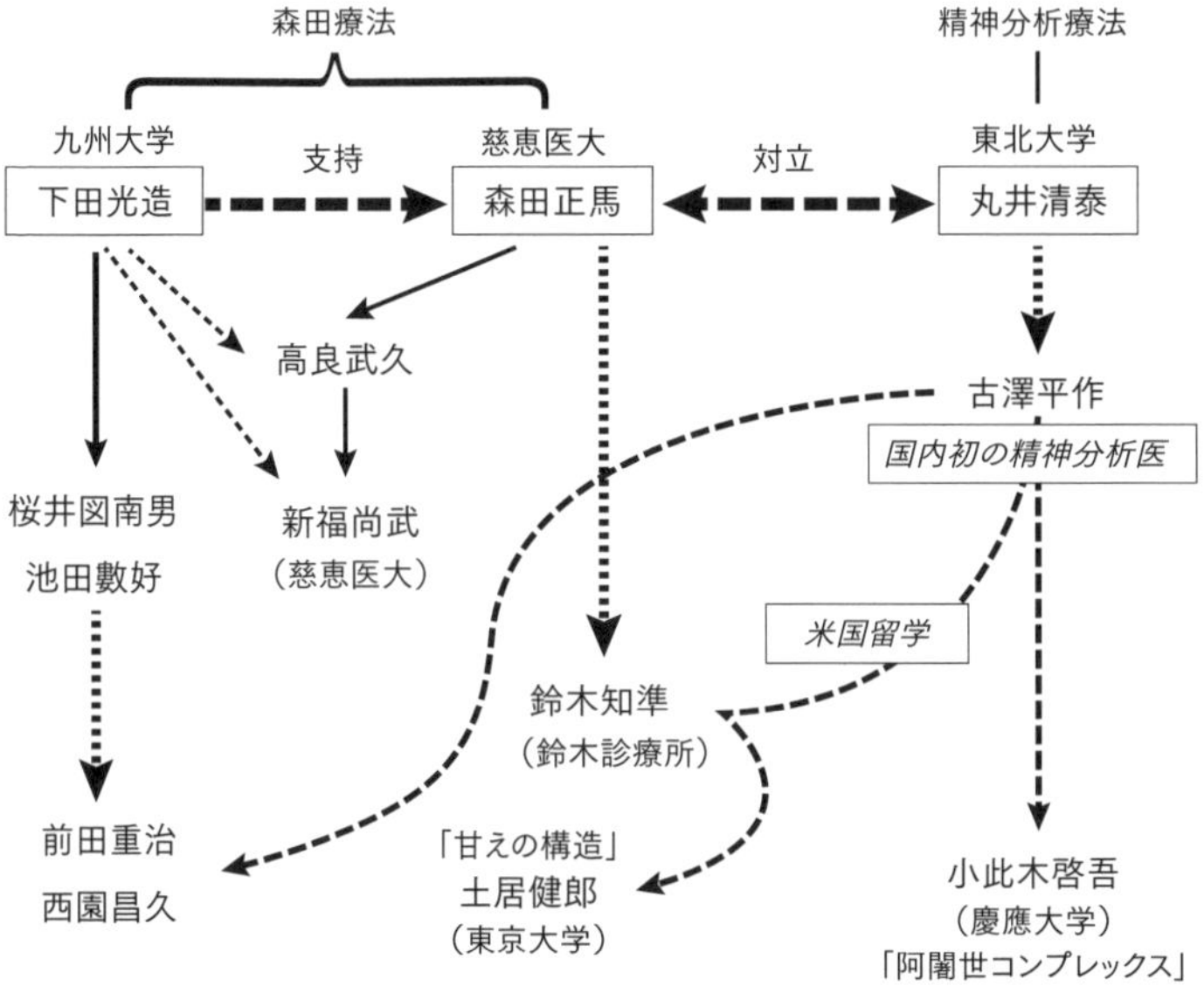

図　森田正馬と日本の精神療法家の系譜

森田教授は精神分析学を日本に紹介した東北大の丸井教授と互いの学説をめぐって激しい論争を繰り広げたが、それぞれの後継者はさまざまに交流しつつ、森田療法とともに精神分析療法を普及、発展させた。

務先であった。治療関係や治療構造における欧米との差異にも、わが国の精神分析家は等しく悩んできた。

しかしながら、当時の精神分析療法の試みが十分な成果を収めたわけではない。むしろ、精神症状が悪化する患者も少なくなく、治療者は自らの治療の限界に気づくようになった。とくにインテンシブな個人心理療法の侵襲性に対する反省と自戒が促され、一九七〇年代以降、改めて支持的心理療法が評価されるようになった。

学界権威の衰弱がもたらしたもの

一九六〇年代後半、世界中で吹き荒れた若者たちの造反運動も、一九七〇年代に変わる頃には一気に収束に向かい始めた。わが国では、一九六九年一月の東京大学安田講堂のバリケード封鎖解除が、その転回点であり、全国の大学紛争は急速に退潮していった。ところが、精神医学の世界ではなお混沌とした状況が続いた。同年九月、東大病院精神科病棟、通称赤レンガが自主管理を主張するセクトによって占拠されたのである（立岩、二〇一三）[9]。背景には容易には解決しがたい政治的イデオロギーの対立があった。以後、四分の一世紀近くにわたって東大精神科、そして日本精神神経学会は十分な機能を果たせないまま、わが国の精神医学のアカデミズムはその正当な権威を失うという時期が続いた。

しかし、興味深いことに、そのような学界の機能と権威の衰弱がむしろわが国独自の精神病理学の発展には幸いした。精神医学のアイデンティティをめぐる危機が新たなアイデンティティを見出すチャンスを与えたと言うべきだろうか。それまで精神病理学や心理療法を専攻していた精神科医が、大学の外で集い、秘めやかに、しかし、生き生きとおのれの思うところを語り始めた（先行する学会組織は紛争により解散していた）。一九七二年より刊行された『分裂病の精神病理』シリーズ（東京大学出版会）は、その活況の象徴である。同書は、クローズドの研究会における発表を活字にしたもので、土居をはじめ、笠原嘉、安永浩、宮本忠雄、木村敏、そして中井久夫という錚々たる人々が初期の頃の発表者になった。あの時代に、これほどオリジナリティ豊かな統合失調症の臨床研究が盛んであった国はほかにはなかったであろう。

『分裂病の精神病理』シリーズではないが、学会誌に掲載された「『自閉』の利用――精神分裂病者への助力の試み」と題する神田橋・荒木（一九七六）の論文[10]も、当時、「衝撃的」といわれるほどの大きな反響を呼んだ。引用文献なし、感嘆詞を交えたおよそ学術論文とはいえない文体など、従来の論文形式を無視したスタイルもさることながら、それまで統合失調症の本質的症状とされていた「自閉」に治療的意義を指摘した点が斬新であった。

同論文の末尾を以下に引用してみる。

状態像がつかめず何もわからん――われわれの方法では、症状のうち、内的体験（病的体験）について問うことを、最も傷害的であると考えています。従って、このやり方では、日々の臨床での病状記載が、非常に困難、あるいは不可能となってしまいます。ましてや、精神病理学的研究といわれるもの、その病因論などを進めてゆく上で、多大の傷害が起こってきます。しかし、症候論、病因論は本来医療サービスに寄与する目的で進められるものであり、研究者が「見つけた　見つけた」、「わかった　わかった」という喜びを得ることを第一義的に目指すものではないという立場をとるならば、まあ諦めることもできそうです。

かような論文が学会誌に掲載される時代があったのである。(注5) 後年、神田橋（一九八八）[11]自身も、「昨今のように学会が正常化すると、とてもこのような、論文の体裁も整えていない行儀の悪い文章は採用してもらえないはずである。短い動乱期の混乱がわたくしたちに幸いした」と回想している。

こうした精神病理学の動向は、臨床心理学にも影響を与えた。なかでも、一九六九年一一月に都内で開催された第一回芸術療法研究会における河合と中井の出会いは有名である（中井、二〇〇八）[12]。統合失調症患者が描画する際の枠付けの意義を、このとき、ふたりは帰りのバスの中で争うように話したという。このときの出会いが、中井が風景構成法を創案するきっかけにもなった。後に、名古屋の精神科病院で芸術療法に取り組んでいた山中康裕は、中井と河合のつながりを臨床心理学の世界に広げ、風景構成法の普及に貢献した。

河合の箱庭療法の発表を最初に聴いたときの印象を、後年、中井（二〇〇八）[13]は次のように述懐している。

> 私が箱庭療法の講演を聞いて「あっ」と思ったのは、その自由さであって、私は一瞬にして有形無形の拘束衣から解き放たれた。それはコロンブスの卵であった。「これだ！」と思ったその時の解放感覚は四〇年近く経った今も体に蘇る。

研究会が開催された日付も重要な意味をもっている。その二ヵ月前に東大の赤レンガ病棟が占拠されているからである。中井が河合の講演を聴いて「解き放たれた」と感じた自由とは、当時の閉塞感からの解放であったろうし、明治以来、綿々と堅持されてきたドイツ精神病理学への偏向からの解放でもあったのではなかろうか。

当時のわが国の精神病理学は、哲学者をはじめ人文科学の専門家にも注目され、今日もなお高い評価を受けている。それによって、私たち精神科医が初めて医師としての品格（integrity）を意識しえたことが最も意義深いと思う。

一九八〇年代以降の精神医学

一九八〇年代前半、精神科研修医向けのレクチャーでは、土居（一九七七）[14]の『方法としての面接』が必読書に挙げられ、間もなく、神田橋（一九八四）[15]の『精神科診断面接のコツ』が追加された。中井（一九八二）[16]の『精神科治療の覚書』も精読され、なかには安永（一九七七）[17]の『「ファントム空間」論』と木村（一九八二）[18]の『時間と自己』のすべてを理解できたかのように熱っぽく語る者もいた。ほかにも湯浅修一、吉松和哉らが、注目すべき論考を続々と発表していたが、それらは従来の精神医学の教科書にはまったく書かれていない内容ばかりであった。一九八〇年に米国精神医学会が刊行したＤＳＭ－Ⅲの内容がある種の驚き――「黒船襲来！」――をもって受け止められてはいたが、その影響はまだ一部に止まるであろうと考えられていた（黒木、二〇一二）[19]。精神医学において生物学的精神医学と精神病理・心理療法の領分がまだ互いに均衡していた、初学者にとっては幸せな時代であった。

しかし、その一方で、現実の精神医療をめぐる状況にはなお多くの根深い問題が累積していた。一九八三年に発覚した宇都宮病院事件は、わが国の精神医療の非人道性を鋭く告発した。その結果、一九八七年に精神衛生法が精神保健法に改正され、さらに一九九五年に精神保健福祉法が制定された。こうした精神医療に対する厳しい批判を踏まえ、私たちはいつまでも和製精神病理学の融通無碍さに酔いしれている場合ではなくなった。私たちは患者が置かれている現実を一刻も早く改善しなければならなかった。

一九九〇年代に入ると、わが国の精神医学指導者層の世代交代が進み、やがて精神病理学や心理療法を専攻できる精神医学の講座は再び希少となってしまった。教員選考の基準に英文論文の本数やそのインパクト・ファクターが重視されるようになったことが影響している。精神医学の教科書はDSMに準拠して書かれるようになり、精神科治療にもエビデンスに基づくガイドラインが求められるようになった。それまでのガラパゴス化したわが国の精神医学にグローバル化の波が押し寄せたのである。

それから、今日まで、特筆すべき大きな変化はなく、米国の精神医学界の状況を多少遅れて追随しているに過ぎない。看過できない注目される現象は多々あるが、なお振り返るほどの時間は経っていない。

おわりに

豊穣なわが国の精神病理学も時代の子であったのであろう。長年のドイツ精神病理学の束縛から解放され、輸入品ではない自らのアイデンティティが探求された時代だったのである。後に自らが精神分析家になる北山修が、一九六〇年代末から七〇年代初頭にかけて日本の若者の音楽に

独自のアイデンティティをもたらしたこととも符合しよう（きたやま、二〇一六）[20]

〔参考文献〕

(1) 黒木俊秀「DSMと現代の精神医学――どこから来て、どこへ向かうのか」神庭重信・松下正明編『精神医学の思想』（専門医のための精神科臨床リュミエール30）一二三～一三六頁、中山書店、二〇一二
(2) 池田數好「森田療法と私」日本森田療法学会雑誌、第七巻第一号、八一～八二頁、一九九六
(3) 黒木俊秀「下田光造の〝体験療法〟――その原点と展開」日本森田療法学会雑誌、第一九巻第一号、四三～四七頁、二〇〇八
(4) 岩井和正「七〇年間の沈黙を破って――ドイツ精神医学精神療法神経学会（DGPPN）の二〇一〇年総会における謝罪表明」精神神経学雑誌、第一一三巻第八号、七八二～七九六頁、二〇一一
(5) 内村祐之『精神医学の基本問題――精神病と神経症の構造論の展望』医学書院、一九七二
(6) 同
(7) 文献（3）
(8) 土居健郎『「甘え」の構造』弘文堂、一九七一
(9) 岩真也『造反有理――精神医療現代史へ』青土社、二〇一三
(10) 神田橋條治、荒木冨士夫「『自閉』の利用――精神分裂病者への助力の試み」精神神経学雑誌、第七八巻第一号、四三～五七頁、一九七六
(11) 神田橋條治『発想の航跡――神田橋條治著作集』岩崎学術出版社、一九八八
(12) 中井久夫「河合隼雄先生の対談集に寄せて」『日時計の影』七八～九二頁、みすず書房、二〇〇八
(13) 同
(14) 土居健郎『方法としての面接――臨床家のために』医学書院、一九七七
(15) 神田橋條治『精神科診断面接のコツ』岩崎学術出版社、一九八四
(16) 中井久夫『精神科治療の覚書』（からだの科学選書）日本評論社、一九八二
(17) 安永浩『分裂病の論理学的精神病理――「ファントム空間」論』医学書院、一九七七
(18) 木村敏『時間と自己』（中公新書674）中央公論新社、一九八二
(19) 文献（1）

(20) きたやまおさむ『コブのない駱駝——きたやまおさむ「心」の軌跡』岩波書店、二〇一六
(21) 中井久夫「分裂病者における『焦慮』と『余裕』」精神神経学雑誌、第七八巻第一号、五八〜六五頁、一九七六

〔注〕

(1) 一九世紀後半に米国の内科医、ジョージ・ビアード（George Miller Beard）が提唱した疾患名。都市部の労働者が過労によりさまざまな精神神経症状を呈する病態であり、今日の「過労うつ」のプロトタイプといえるが、二〇世紀初頭のわが国ではさまざまな不安、抑うつ、心気状態を総称していた。

(2) 優生学思想に基づく重い精神障害者や遺伝疾患罹患者の安楽死政策。公式に報告されているだけでも、犠牲者数は七万人を超えている。

(3) 統合失調症を診断する際に価値の高い症状として、考想化声、会話形式の幻聴、注釈幻声、被影響体験などを「一級症状」と呼んだ。

(4) 実存主義哲学の主要人物。精神科医としては、了解概念によって患者の内面を理解しようとする精神病理学の方法論を示した。

(5) 同じ雑誌の特集には、中井（一九七六）の論文「分裂病者における『焦慮』と『余裕』」〔文献（21）〕も掲載された。なんという豪華さ！

精神科薬物療法の作法——身体論者としての中井久夫

1

「中井先生はウルトラマンである」とは、神田橋條治先生の至言である。(1)

その真意は、中井先生が超人であるという意味でも、スペシウム光線のような知性と感性の冴えに目が眩むという意味でもない。その背景にある「仁」と「義」に貫かれた凛とした姿勢こそが、「光の国からぼくらのために、来たぞ、われらのウルトラマン」と言わしめるのである。

初めて中井先生と旅をともにし、長い時間、身近に接した際、先の神田橋先生の言葉を連想した。それは、中井先生が神戸大学教授を退官され、しばらく経った頃、九州大学精神科の有志で先生を長崎県平戸市へご案内したときのことである。初夏の爽やかな晴天に恵まれ、青い海と新緑の丘陵が接する東松浦半島の海岸線をたどるドライブの旅に、ことのほか心は弾んだ。

道中、私たちは途絶えることなくお喋りを続け、旅の終わりになっても話題が尽きることはなかった。一行一〇名あまりのなかでは、私が最も中井先生と話したと思う。話題は、精神医学はもちろん、自然科学、歴史、軍事、政治、人物評、さらには芸能界のゴシップにまで及んだ。それは、それは、とても楽しかった。

私もまだ三〇代であったし、米国留学より帰国して間もないこともあって、いささか才気走っていたのだろう。失礼をかえりみず、東大赤レンガ闘争当時の中井先生の立ち位置までお訊ねした（その前後の事情は、のちに出版された『日本の医者』[2]に詳しい）。先生は、どのような話題にも気さくに応じてくださったが、一同がなにより魅了されたのは、その語り口に溢れる「義人」というべき志の高さと他へ利するための思慮深さであった。代表作である『精神科治療の覚書』[3]をはじめとする数々の名著に私たちが胸を打たれた理由が改めてわかったような気がした。

2

この旅でもう一つ確信したのは、中井先生は、実は、いや、れっきとした身体論者（Somatiker）であるという点であった。先生は、ＥＭＤＲの脳内作用機序や、当時、ポケモンショックで注目されていた光感受性てんかんの病態を明らかにした高橋剛夫氏の業績を語られた。往年の科学少年らしくメカニックが大好きであることもわかった。私も、目覚ましく進歩しつつあった精神疾患の脳イメージングや米国の生物学的精神医学と精神分析学の複雑な関係について話したと思う。

もっとも、これは、その頃の私が精神薬理学を専攻していたので、話を合わせてくださっただけなのかもしれない。しかし、わが国の伝統的な精神病理学の潮流において、先生の登場が真に革命的であったのは、統合失調症の病勢に応じて見え隠れする微細な身体症状に注目した身体論に立脚した点ではなかったのか、と私はかねがね考えていただけに、そのお話はいちいち合点がいった。わが国のある世代以上の精神科医のように、ヤスパースとシュナイダーを入門書にしてこの世界に入った人ではないのだと感じた。

そもそも私には先生の統合失調症の身体論に共鳴するだけの素地があった。学生時代に向精神薬の薬理を教わった植木昭和教授（当時、九州大学薬学部）は、クロルプロマジン開発の経緯について、アンリ・ラボリ（Henri Laborit）の発想から話された。植木教授の講義は無性に面白く、後に私が精神薬理学を専攻するきっかけとなった。

中井先生にお目にかかる少し前から八木剛平先生の知遇を得ていたことも、不思議な縁であった。きっかけは、八木先生が出されたネオヒポ本[4]に感激し、すぐに感想を葉書に書いて送ったことである。私のファンレターを八木先生はひどく喜ばれたようで、以後、ことあるごとに書籍や文献を送ってくださるようになった。奇しくも、私は、神田橋、中井、八木という三人の大家の交流の周辺にいたのである。

旅が終わり、博多駅から神戸へ帰られる中井先生を私たちは軍隊式の敬礼にて見送った。先生も挙手の答礼を返された。ああ、私たちは、猥談こそしなかったものの、高校生にでも戻ったような気分であっただろうか。実際、私の中学・高校時代の知人の何名かが意外な形で中井先生と関わりがあったことを知った。同郷の幼馴染の加藤寛君（現・兵庫県こころのケアセンター）と先生を介して実に三〇年ぶりに再会するのも、このしばらく後のことである。〔このときの旅は、中井先生にとっても印象深いものであったらしい[5]。〕

3

中井久夫の身体論は、彼の来歴をたどれば当然のことと思われるかもしれない。しかし、その身体的兆候への関心の本質は、医師としての医療の「一身具現性」の理念にこそあるに違いない。それが、公衆の医師に対する「信」と対応するのである。

参考までに、『「最終講義」補論』と題する論考より引用してみよう。医療の一身具現者たる医師が「示す」べきことがらのうち、「人間的礼節」と「健康と余裕のある」ことに次いで三番目が「身体的な現れ」への注目である。

それは顔色から、舌のあり方、髪の毛の艶、爪の色、足指の冷えまでである。精神科医は、身体的診察に時間をとるわけにゆかない。以上の観察は十秒以内で済むことである。また、脈をとり、舌を見、時に掌の湿り具合を見ることは、医師の現前を患者に感じさせる余得もあったと思う。そして睡眠（しかし精神科医であるから睡眠時間よりも「眠りごこち」「目覚めごこち」）、食事（味を感じるか、おいしい食べ物は？、など）、便通（これも形状や固さだけではないこともある）、生理など、基本的なことを問う。[6]

実になんということはない常識的な心得にすぎないのだが、かような「高度の平凡性」の積み重ねが日々の臨床では重要な意味をもつと思う。

以上の作法は、薬物療法においてもしかりである。ことに向精神薬の効果は、医師－患者関係を反映しやすく、広義の精神療法的接近が不可欠である。ポジティブ（プラセボ効果）とネガティブ（ノセボ効果）の両方向に作用が分岐しやすい。精神科薬物療法を「薬を介する対話精神療法」と称する所以である。

昔、米国国立精神保健研究所（NIMH）が実施した大規模なうつ病の治療研究（三環系抗うつ薬イミプラミンとプラセボの二重盲検比較試験）の結果を再解析したところ、症状改善の分散（ばらつき）は、抗うつ薬かプラセボかの違いよりも治療者の差が大きかったことが報告されている。[7] 治験に参加した三分の一の医師は抗うつ薬でもプラセボでも良好な効果を挙げていたが、同様に三分の一の医師では抗うつ薬もプラセボも奏功しなかったという。つまり、精神科医の「人となり」が薬物療法の反応性の違いを生んでいるということになる。これもまた、「名医と偽医者（プラセボ）の区別はつかない」という神田橋の痛烈な皮肉の通りである。

抗精神病薬にもプラセボ様の効果が認められることは、クロルプロマジンが精神科医療に導入された当時から気づかれていた。実は退院率の低い不良な病院ほど抗精神病薬による改善効果は高かったのである。薬物が患者に新たな希望を与えたに違いない。興味深いことに、今日、統合失調症に対する新規抗精神病薬の治験においてもプラセボ群の反応率が上昇しつつある。単に統合失調症の軽症化では説明がつかない。インフォームド・コンセントを前提とする治験の手順そのもののポジティブな効果が関与しているのだろう。

抗精神病薬は、「自分というものを変えるかもしれない」という服薬恐怖への対処についての中井の助言も確認しておきたい。それは、①患者の納得できる服薬の理由、②服薬直後の身体感覚の変化、③副作用の予言と緊急時の対応の保証の三点である。[8] 投薬開始時のこれらの処置が、先々の治療効果を左右しうる。

非定型抗精神病薬の時代になって、患者はずいぶん服薬（と医師）に対して不満が言えるようになったのではないかと思う。以前は、不平不満を言う気力さえ削ぐような過鎮静を招く大量投与が是とされていた。今日では、個々の薬物が患者に生じる生理的感覚の相違を話題にすることが可能になっている。中井の言う「飲み心地」を問うことが、薬物治療を患者との共同作業、共同実験にする第一歩である。

ちなみに、従来は抗精神病薬による脳内ドパミンD_2受容体の占拠率が約七〇～八〇％で抗精神病作用が発揮されると考えられていたが、つい最近のPET研究の成果によれば、高齢の統合失調症患者では、五〇～六〇％の占拠率でも十分らしい。[9] つまり、高齢者では投与量を減らすことが可能なのである。臨床の実感に科学的根拠がようやく遅れて付いてくるという印象がある。私たちは、もっと臨床の実感と患者の体験を重視して良い。

4

未だに力動精神医学の治療観が底流にある米国精神医学においては、医師が、薬物を処方する際にも、処方行動にまつわる転移と逆転移の感情に気づき、利用することが有効であるとされる。かくも彼らの治療文化では、力動精神医学的洞察が薬物療法の作法の域にまで達しているように思える。

そのような伝統を欠くわが国の医師たちはどのように振る舞えば良いのであろうか。いや、嘆くことはない。私たちには、中井久夫がいるではないか。神田橋條治も八木剛平もいる。私たちが依るべき固有の作法の文化こそ、実は豊かであるぞと思う。

〔参考文献〕

（1）神田橋條治『「本」を遊ぶ』神田橋條治書評集』創元社、二〇〇九

（2）中井久夫『日本の医者』（こころの科学叢書）日本評論社、二〇一〇

（3）中井久夫『新版 精神科治療の覚書』（日評ベーシック・シリーズ）日本評論社、二〇一四

（4）八木剛平『精神分裂病の薬物治療学――ネオヒポクラティズムの提唱』金原出版、一九九三

（5）中井久夫「花と時刻表」『清陰星雨』三四～三八頁、みすず書房、二〇〇二

（6）「『最終講義』補論――明るみに出されにくい患者たち」『分裂病の回復と養生――中井久夫選集』二五～六六頁、星和書店、二〇〇〇

（7）McKay, K. M., Imel, Z. E., Wampold, B. E.: Psychiatrist effects in the psychopharmacological treatment of depression. *J Affect Disord*, 92: 287-290, 2006.

（8）中井久夫「抗精神病薬の使用戦略試論」『治療と治療関係』（中井久夫著作集《精神医学の経験》四巻）一八八～二二六頁、岩崎学術出版社、一九九一

（9）Graff-Guerrero, A., Rajji, T. K., Mulsant, B.H., et al.: Evaluation of antipsychotic dose reduction in late-life schizophrenia: a prospective dopamine D2/3 receptor occupancy study. *JAMA Psychiatry*, published online July 1, 2015.

〔著者が薦める中井久夫の著書三冊〕

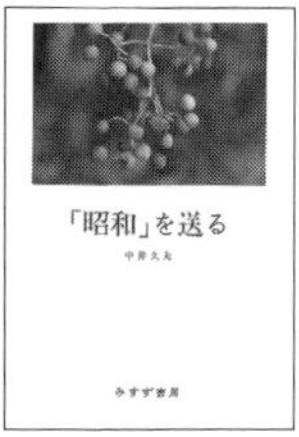

①『「昭和」を送る』みすず書房、二〇一三年

表題のエッセイは、平成元年に発表された昭和天皇論であり、当時もかなり話題になったと記憶している。にもかかわらず、長く封印されてきた。二十数年を経た今日、ようやく単行本への収載を決意された中井先生の心中を察すると、さらに意義深い。

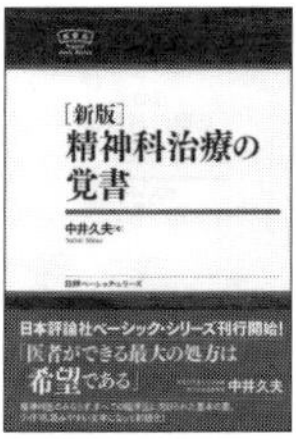

②『精神科治療の覚書』（新版）日本評論社、二〇一四年

旧版は、八〇年代に精神科医になった者の多くにとって、「精神科臨床作法の指南書」となった名著。後年、中井先生と直に精神医学を語り合った際、自分の考えと多くが共通することを知り、有頂天になったが、なんのことはない、本書を糧に精神科医としての自分は育ったのである。

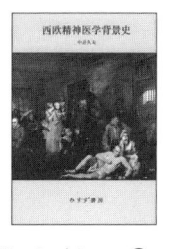

③『西欧精神医学背景史』みすず書房、初版一九九九年／新装版二〇一五年

すでに精神科に進むことを決意していた医学生時代、図書館でふと手にとった深紅の装丁の『現代精神医学大系　第一巻A〈精神医学総論I〉』（中山書店）に所収（初出時）の本論文を読んだ私は、体が震えるほどの衝撃を受けた。以来、それは、私にとって「孤島の一冊」となった。実際、幾度読み返しても、新たな記述、新たな史実を発見するのを常としている。

中井先生は、「物狂いの状態」にて一ヵ月余で書き上げたのであるという。それもまた驚異だが、本書には注意しないと著者の「物狂い」に感染するようなヤバさもあると思う。私も「中井熱」にうなされた一人だ。とくに、魔女狩りの西欧精神文化史上の意義と近代精神医学登場の道筋を解き明かした前半部分——日本とチベットとの比較も含めて——は圧巻である。本書自体が、シンタグマティックな預言に満ちた奇書と言っても良い。これに近い雰囲気の書物を探すとすれば、小栗虫太郎の『黒死館殺人事件』ではないだろうか。いずれも、異形のヨーロッパをめぐる幻惑のペダントリーである。

本書に掲載された数多くの図譜も私は大好きで、「ルネサンスから清教徒革命へ」（四四〜四五頁）や「〝正統〟精神医学と〝力動〟精神医学の流れ」（八八頁）などの図をいつまでも飽きず眺めてきた。そのせいか、総説を依頼されると、まず系譜図や相関図を作成したのちに本文を書き始めるようになった。

さらに私は、中井久夫にはたとえ近づけなくても、せめてこの「背景史」をパロッてみたいという黒い欲望に取り憑かれるようになった。「中井熱」の重い後遺症であろうか。

数年前、遂にその機会が訪れた。ベルギーに本社のある外資系製薬メーカーから精神科開業医の集会における共催セミナーの講師を依頼されたのである。そのセミナーで、あろうことか、私は、「もしも中井久夫が製薬メーカーの提灯持ちの講演をやったら」という宴会劇を披露したのである、以下のごとくに。

ポール・ヤンセンの父君であるコンスタンツ・ヤンセン（リスパダール・コンスタは、この父君の名に由来する）は、オランダと国境を隔てるアントワープ州（オランダ語ではアントウェルペン、仏語ではアンヴェルス）のトゥルンハウトにて製薬会社を興し、これが愛息、ポールの代にヤンセン社へ発展した。奇しくも、この地は、西欧最初の薬学が発祥した「僧院渓谷」の河川のひとつ、ライン・マース川河口に近い。この地域は、中世より近世にかけて北方交易の集積地であると同時に連水運搬による南方よりの通商路の終着点であった。諸外国から運ばれる物資のみならず、情報の集積地であり、かつてはリネン産業、一九世紀以降は印刷業が発展した。第二次大戦前、コンスタンツ・ヤンセンは、ハンガリーの製薬企業、リヒター社の商品の専売特許権を獲得し、巨財をなした。中世以来の東西交易の歴史の恩恵であろう。かような歴史を抜きにして、ヤンセン社の向精神薬の効能を論じることを、私はいさぎよしとしない。

この講演、聴衆には大受けであったが、案の定、共催メーカーから講演依頼は二度と来なくなった。実は、悪のりした私は、中井久夫だけでは片手落ちとばかり、神田橋條治ヴァージョンまでやっちゃったのである。ああ、大先生、ごめんなさい。

ポール・ヤンセンさんのお父さんは、ポールさんと同じで、内科医をしながら小さな製薬会社を経営していました。お母さんは、その会社の経理を担当していたそうです。ポールさんは四人兄妹の三番目かな。そのなかでは飛び切り優秀で、ポールさんだけが医者になったの。そのうえ、お父さんの会社で新薬の合成に成功し、親の期待に見事に応えたのね。それで、お父さんはポールさんを跡継ぎに決めた。ボクは、昔、桜井先生のお供でヨーロッパの学会に行ったときに、ポールさん本人に会ったことがあります。皆さんは、ポール・ヤンセンの写真を見たことがありますか。アノ写真の通りの人です。純粋無垢な万能感に満ちています。迷いがないの。そういう人だから、純血種の薬作りが得意です。つまり、余計な作用を排して、理論的に理想といえるような純粋な薬を開発しようとします。しかし、そこが強みであると同時に弱みにもなっています。それは、彼が開発した薬を振り返るとわかります。ハロペリドール、リスペリドン、パリペリドンと、ね、みな似ているでしょう。迷いがないから強力、でも、陰影がない。それじゃあ、つまらないし、治療は理論通りにはゆかないからね。例外は、プロピタン〔ピパンペロン〕かな。実は、アノ薬はハロペリドールを合成したときに一緒に出来た化合物のひとつです。だから、できの悪い兄弟なの。でも、そっちのほうが面白いよなあ。

林道彦先生の航跡

1

林道彦先生が還暦を迎えられるという（二〇〇七年）。私が初めてお会いした頃、先生はまだ三〇代の若さであった。したがって、すでに二〇年以上にわたってご指導を受けてきたことになる。不惑の歳、四〇歳のお祝いのときは先生も私もまだ若くて少年のようにはしゃいでいたことを昨日のことのように想い出す。以来、先生とともに過ごしてきた歳月を想うと感慨もまたひとしおである。

これまで私が林先生にどれほどのご恩を賜ってきたか、先生が私の人生においてどれほど大きな存在であるのか、それを生の言葉で表現することはとても難しいし、本稿の執筆において私に与えられた役割でもない。林先生に対する私の気持ちは以後の文章が自ずと伝えることを願いながら、ここでは先生の半生を評伝風に綴ってみたいと思う。

かつて駆け出しの精神科医の頃の私がそうであったように、今も朝倉記念病院にはたくさんの若い人たちが集まり、林先生のお世話になっていることと思う。そうした人たちにも、この際、先生のこれまでの道程を知っていただくのが良いだろう。ならばいっそのこと、私が初めてお会いしたときよりもずっと以前の林先生とその周辺の風景から書き始めてみよう。

2

林道彦先生は、昭和二二年四月二六日、宮崎県延岡市土々呂で生まれた。父上の与吉郎先生が、終戦後、同地で叔父上の稠己先生とともに医院を開業されていたのである。柴田史朗先生〔元・朝倉記念病院副院長〕の奥様は延岡市の出身であるし、実は私も同市で生まれた。これもなにかの因縁かもしれない。とはいえ、林先生には生地の記憶がほとんどない。物心もつかぬうちに一家が福岡県朝倉村へ移ったからである。お父上が郷里からの強い懇願を受け村立診療所に赴任することになったのである。

朝倉は、筑後川が潤す肥沃な大地に恵まれた豊かな田園地帯である。わが国で最も早く稲作が始まったのも、この地方という。しかし一方で、度重なる河川の氾濫と旱魃の被害に人々は苦しめられてきた。古来、この地域の農耕は水との戦いであった。現在の朝倉市古毛にある三連水車は、江戸時代中期に作られたもので、今も実働する最古の灌漑用水車として、観光名所になっている。この朝倉のシンボルである三連水車付近が幼い頃の林先生の遊び場であった。三連水車近くの神社の境内に父上が所長を務める診療所があった。一家が神社の社務所を住まいとしていた時期もある。

林家は、朝倉の旧家である。遡ると、黒田藩主、第二代の忠之の時世に起きた御家騒動〔黒田騒動）の立役者、栗山大膳に仕えた祖先がいるらしい。その後、今から三百年ほど前に朝倉の地に定住したという。代々、農業を営みながらも帯刀を許された郷士の一族であったと思われる。養蚕業を営んでいた林先生の祖父は、還暦を迎えぬうちに亡くなったが、先見の明に優れた人であったようで、一家の男子にこれからは農業ではなく医業で身を立てるよう教育を施した。一説によると曾祖父が人助けのために多額の借金を作ったのに懲りたのだという。うち、与吉郎先生の次兄（林先生の伯父上）が戦前より朝倉村で医院を開業されていたが、昭和二三年に急逝し、長兄、三弟も前後に相次いで亡くなるという不幸が林家に続いた。そのような経緯もあって、与吉郎先生は無医村となった郷里に帰ることを決心されたようだ。ほどなく延岡で医院を引き継いでおられた叔父上も帰郷され、与吉郎先生を手伝われるようになった。義を見てはせざるをえなくなるのが、林家の男子の血統らしい。

終戦後間もない荒れ果てた貧村の診療所にあって、与吉郎先生は「病人を出さない村作り」を理念に掲げ、猛然と仕事に取り組まれた。文字通り全身全霊を地域医療に捧げられたのである。その結果、朝倉の診療所はわが国でも有数の農村医療の拠点として注目される存在となった。生活習慣病予防やがん検診、学校検診、さらには健康放送などの啓発活動等々、後に全国で実施されるようになった先駆的な地域保健事業を公立の診療所を基盤にして成功させた、その実績はやがて高く評価されるようになり、後年、厚生大臣賞や保健文化賞など、数々の顕彰を受けた。

朝倉の人々にとって、与吉郎先生は最も敬愛すべき同朋であり、誇りとされる主治医となった。「臨終のときは与吉郎先生に看取られて往生したい」と古老たちは切望した。それほど、郷土の人たちに深く慕われている。

その一途な仕事ぶりは、今も伝説となって語り継がれている。なにしろ、診療所の当直は一日おき、自宅に帰った日でも一晩に数回往診に呼ばれることもあり、休みらしい休みは一月に一日くらいの有様であったようだ。

もっとも、かような偉人とは、その家族にとってはどのような存在であろうか。林家のことを思うとき、私は、東大精神科教授であった内村祐之が、晩年、父親である内村鑑三について語った際、ふと「僕は鑑三の被害者だよ」とこぼしたという逸話を連想する。与吉郎先生のような偉業は、通例、それを支え、堪え忍ぶ家族の犠牲なくしては達成できないものであろう。事実、林先生の母堂は、先生が高校生の頃から病弱となり、入院を余儀なくされている。病身の母親を残して毎晩のように往診に出かける父親の素行を疑い、息子たちは跡をつけたことさえあるという悲しい笑い話も聴いた憶えがある。林先生自身にも林家にも危機の時代があったはずである。

とはいうものの、林与吉郎・道彦父子の間に抜き差しならないほどの深刻な葛藤があるとは思われない。少なくとも私がおふたりに接した限りでは、そのような印象を受けたことは一度もなく、常に穏やかな慈愛の情が通い合うのを見てきた。与吉郎先生は、診療所長を引退した後は、社会福祉法人うら梅の郷福祉会理事長として陰になり日向になり林先生を助けてこられた。朝倉記念病院の内科部長の職にあっては全職員の精神的支柱となった。一方、林先生は、医師としてのわが父を心から尊敬していると思う。与吉郎先生の触診の素晴らしさ――腹皮の上から腎臓の大きさを触知できるのである――にはいつも嘆息していた。

だが、私は昭和六〇年秋に与吉郎先生が保健文化賞を受賞されたとき、祝賀会での林先生の表情を忘れることができない。祝賀会に集まったたくさんの人々と挨拶を交わしながら、先生は少し表情を強ばらせ唇をぎゅっと噛み締めていた。万感の想いが胸に迫っていたのではないだろうか。その目は今にも涙を零さんばかりに潤んでいた。

3

林先生には二人の弟がいる。次弟の裕二氏〔現・朝倉市長〕は福岡県会議員を初当選以来五期も務める朝倉の農家の代表である。三弟の研三氏のみがエンジニアとして郷里を離れている。道彦は人の道に外れないようにと願い、裕二は生まれた頃は経済的に苦しかったこともあって生涯裕福であれと祈り、そして研三は研究者になってほしくて、それぞれ名付けられたという。

林家の三人の兄弟には父親である与吉郎先生の才能が三者三様に配分されていることを指摘したのは、柴田史朗先生である。

上の子には、各能力が均等に、まんなかの子には、外交的な人の好さ、末っ子には、浮世離れしたさわやかさが。皆頭が良い。ただ、三人の高卒から大卒までの平均年数が九年というのは特筆に値する。（「朝倉記念病院年報」一九九三）

長男の林先生の場合、朝倉高校を卒業後、二浪して九州大学医学部に入学し、留年することなく六年で卒業している。上京して文系の大学に入ることを考えた時期もあったようだ。いつ頃、どのような理由で父親と同じ道に進むことを決めたのか、私は知らない。母堂の病のことも動機の一つではないかと想像する程度である。父親に相談していなかったのは確かで、高校の担任教師に教えてもらって、与吉郎先生は初めて息子が医学部に合格したことを知ったそうである。

林先生が九大医学部に入学した昭和四三年は、原子力空母エンタープライズの佐世保入港や九大工学部構内へのF4ファントム戦闘機墜落といった国論を揺るがす大事件が勃発し、大学紛争が一気にピークに達した年である。三、四年生の頃までは学内は騒然としていた。誰もが無関心、無関係では済まされない政治の季節の真ただ中にあって、先生の興味が外の世界へ向いていたようにはあまり見えない。むしろ対人緊張の強い内向的な青年であった様子がうかがわれる。決して自閉的な学生生活を送っていたわけではないが、高校時代から続く郷里の友人たちとの付き合いのほうが心を許せたようだ。それらの故郷の仲間は後に病院を開設する際に大きな力となった。

林先生は学生結婚である。二四歳で結婚し、卒業時にはすでに二人の子どもの父親であった。結婚のときも与吉郎先生は、ある日突然、息子から手紙を貰って初めて事の次第を知り、再び驚くことになる。学生結婚して良かったところは、生活が妙に安定したことだという。弟たちと違い、一度も留年することなく無事に医学部生活を終えた秘密は、案外そのあたりにあるのだろう。

4

昭和四九年春、九大医学部を卒業した林先生は、当時、中尾弘之先生が教授を務めておられた精神科教室に入局した。精神医学における林先生の恩師をあげるとすれば、中尾先生と池田暉親《てるちか》先生、そして神田橋條治先生の三人であろう。

三人の恩師との出会いを、林先生は次のように回顧している。精神科入局の際の面接試験の模様である（『ある集まりの記憶——神田橋條治先生還暦記念集』一九九七）。

中尾　精神科の他にどこの医局を考えましたか。

林　一外科を考えました。

中尾　外科と精神科ではまた両極端ですね。

池田　一番医者らしいところと一番医者らしくないところじゃな。

神田橋　外科はいいよなあ。僕も外科医にあこがれたけど、体力がね。やはりブラックジャックが医者の理想だよな。

池田　精神科やら女子どものするこつじゃ。男なら外科をせにゃ。

中尾　精神科にしたのはどういう理由で。

林　外科に話を聞きに行きましたら、入局申込み者が多くて紹介者がいない者は外になると言われましたので。

池田　そうすると第二志望ということですか。

林　いえ、どちらかというと精神科に行きたいと思っていたのですが、まわりが皆反対だったので外科のほうに先に話を聞きに行きました。

かくも珍妙な面接の後、林先生は精神科を選んだのは単なる偶然ではなく、自分の運命であったと強く感じたそうである。そして運命に導かれるままに神田橋先生に誘われて精神病理研究室に出入りするようになった。そこで、碇浩一、西浦研志、中村興睿、冨永邦男といった素晴らしい同僚と出会い、単なる知的刺激以上の得難い価値ある体験をする。当時の九大精神病理研究室の活況は、二〇〇七年発行の『九大精神科百周年記念誌』(「日本の精神病理学が開花した七〇年代――九大精神病理研究室の青春」)に林先生自身が詳述しているが、同じ頃、先生の内にも、抱えられ、癒され、洞察に至る精神療法のプロセスと同質の変化が徐々に起きていた。自由になったと実感したらしい。青年期以降、煩悶し続け、父と同じ道を選んでも、故郷の友人たちと気炎をあげても、はたまた早々と結婚して父親になっても、なお治まることのなかった胸の内の苦闘が、ようやく神田橋先生とその仲間たちのもとで「折り合いをつけた」と想像する。ともかく、これ以降、先生は生涯を精神科医として歩む自信と決意を深めた。

林先生は今も三人の恩師には礼節を尽くしている。中尾先生、池田先生も、多くの門下生のなかで、林先生には最も気を許されているように見える。神田橋先生に至っては、毎年夏に朝倉記念病院にお呼びして、講演していただき、その後、近隣の温泉に先生を囲む一席を設けるのが、もう二〇年以上にわたって恒例となっている。そんな奇特な精神科病院は全国どこを探してもありそうにないが、神田橋先生のほうも、昔の九大精神病理研究室に似た心地よさを朝倉記念病院の医局に見出しておられるようだ。

一方、私たち、精神科の後輩にしてみれば、林先生なくしては、中尾、池田、神田橋という三人の巨人は未だに遠くから眺めるだけの存在であったかもしれない。ことに中尾教授時代の終わり頃に入局した私などはそうで、林先生を介さなければ、中尾先生の人としての凄みや魅力には気づかぬままであっただろう。ましてや、すでに九大を離れておられた池田先生や神田橋先生に個人として触れ合う機会はなく、さらには中井久夫先生らの知己を得ることなど到底ありえなかったと思う。そういう意味でも、林先生の導きがなかったら、私の内なる精神医学は大層魅力の薄いものに止まっていたはずで、想像するだにゾッとするのである。

林先生は、九大精神病理研究室における青春時代の自分の貴重な体験を、自分にとって最も大切な精神医学の経験を、今も後輩たちに伝えたくて、惜しげもなく朝倉記念病院の医局を開放しているのだろうと思う。事実、林先生によって癒され、支えられ、自由になったと自覚する後輩は、私を含めて、多数にのぼる。私など、未だに道に迷ったら記念病院の医局に立ち戻ることにしている。思うに、これは臨床医の教育方法のなかで、内的体験の世代間の伝承という最も質の高いものの部類に入るのではないだろうか。

5

中尾教授の時代は、各県に新設医科大学が誕生した時期にあたり、九大精神科から多数の教授を送り出した。昭和五二年、宮崎医科大学精神科教授に就任が決まった池田暉親先生とトイレで一緒になった林先生は、宮崎行きを誘われ、その場で即答した。宮医大では、三山吉夫、碇浩一、東保みづ枝、福岡寛などの諸氏と一緒であった。そこでは、なにより池田教授の個性が全開となり、教授を大将とする悪童の集団のような毎日であったという。要するに、日夜宴会の連続だったのである。無論、臨床に研究に充実した日々を送ったはずだが、後で振り返ってみても思い出すのは宴会のことばかりだそうである。ここにもまた朝倉記念病院の医局の原型がある（今は下火になったそうだが、開院間もない頃の記念病院の医局は、それはそれは宴会が多かったのである）。

宮崎に赴任して二年ほど経ったある日、せん妄状態にあるアルコール依存症の患者と保護室内で揉み合った林先生は、相手に噛み付かれて、手指に負傷した。その数週間後、運悪く傷口から侵入したと思われるB型肝炎ウイルスによって劇症肝炎を発症してしまう（日夜の宴会による疲弊という説も根強い）。直ちに宮医大附属病院第一内科に入院するが、高熱によるせん妄を呈し、一時は生命も危ぶまれるかなり危険な状態であった。幸い病は治癒したが、初めて自己の死に向き合う経験をした先生にまた新たな心境の変化が生じた。郷里に帰って開業することを決意したのである。病院のベッドに終日横たわる日々を過ごすうちに、「早いうちに何かしていないと死んでしまってからでは遅い」という気持ちが強く起きてきたのだという。

見舞いに来られた池田教授にその意思を打ち明けると、教授は大きな声で「そりゃ親孝行はせにゃいかん」と言われ、林先生の決意を前に推してくださった。まことにこのようなときに池田先生がおっしゃる言葉には魔法のような力がある。

退院後、まもなく宮医大を辞した林先生は、郷里の朝倉に戻り、開業の準備を始めた。そして、昭和五七年五月一七日、医療法人うら梅の郷会朝倉記念病院が遂に開院する。林先生が三五歳のときである。ちなみに、父、与吉郎先生が朝倉村の診療所長に就任されたのは三六歳のときである。すべては天が林家の家長に予め拵えた筋書き通りと思えぬでもない。病院の建物の天辺に掲げられた「朝倉記念病院」の文字は中尾弘之先生が揮毫された。林先生の地域医療に対する姿勢を象徴するかのような清々しい字体である。

6

その後の林先生と朝倉記念病院の歩みは多くの人たちが知る通りであり、私が改めて記すまでもないだろう。ただあえて指摘しておきたいのは、開院後少なくとも一〇年間は、記念病院は、精神科医療の最先端をひた走り、後続する精神科病院のモデルとなったということである。サテライトクリニックとして緒方良神経科クリニックの福岡市天神での開院、老人保健施設城山荘の併設等々、記念病院の成功を見て真似する病院が続出したといっても過言ではなかろう。もちろん、林先生は、同様の試みをしてみたいと相談に訪れる人たちには、喜んで手の内を明かし、協力を惜しまなかった。その人の好さは傍らから見ていて呆れるほどであった。

今の若い人たちには信じられないであろうが、開院当時は一八〇床の病院に若い意欲のある常勤医を四、五名も置いているというので、旧来の精神科病院の院長連中から林先生は変人扱いされたものである。精神保健法（現在の精神保健福祉法）が施行される数年前の話である。だからといって、今ではどこの病院でも当たり前になったことが記念病院では開院当初より普通であった。林先生はそのことをことさらに喧伝するような人ではない。医師として普通にやるべきことを淡々としてやってきた。しかし私たちは、その肩肘を張らない普通っぽさに惹かれた。旧来の精神科医療の有り様があまりに惨めで、黄ばんで見えた時代に、記念病院のロビーは明るく開放的で、こんな普通の病院を林先生が作ってくれたことが嬉しかった。ノーマライゼーションとは、本当はこういうことを言うのだと思った。

その朝倉記念病院も今年〔二〇〇七年〕で開院二五周年を迎える。林先生の航跡と同様に、決して順風満帆とはゆかない時期もあった。前だけ向いて、がむしゃらに頑張れば自ずと道の拓けた父親の時代のようにはゆかない。でもそれで良い。それだから面白い。

ふと歩みを止めて記念病院の周りを見渡すと、そこには三百年前とさほど変わらぬのどかな田園風景が広がる。水と緑に祝福されたこの風土をこよなく愛し、無私を貫く人々の営みは、これからも綿々と続けられてゆくことだろう。

7

その昔、朝倉記念病院の当直の晩に、私は医局の書棚にあった九州大学精神科第二代教授、下田光造の追悼文集を読み、異様な感銘を受けた記憶がある。そこには、恩師下田に対する門下生一同の溢れんばかりの欣慕の情が綴られ、古き良き時代の師弟の絆の深さがうかがわれた。だが、当時の私には、そのような何十年にもわたる師弟関係はまだ遠い世界のことのように思われた。

このたび還暦を迎えられる林先生と朝倉記念病院に集った人々との永年の交際を振り返ってみると、私も下田門下生の世界に少し近づいたように感じる。それを大いなる誇りとして、この拙い評伝をもって、林先生への謝辞に代えたい。

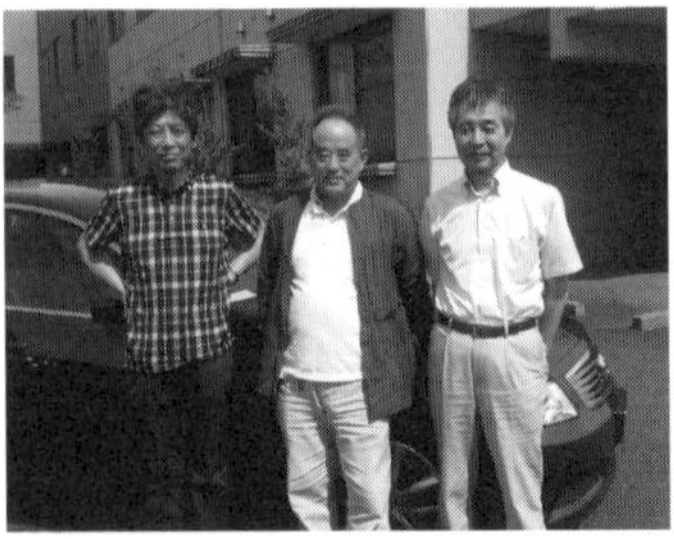

恒例の神田橋先生の精神科講演後に
（左より、著者、神田橋先生、林道彦先生［医療法人社団うら梅の郷会理事長］、朝倉記念病院にて 2011年）

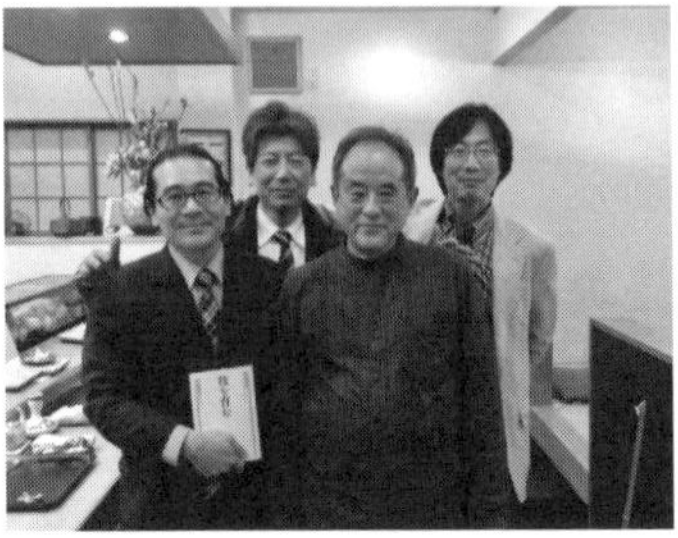

神田橋先生の診察陪席を終えて
（左より三ヶ田智弘先生［医療法人陣屋の里・理事長］、著者、神田橋先生、内海健先生［東京藝術大学名誉教授］、鹿児島市にて 2013年）

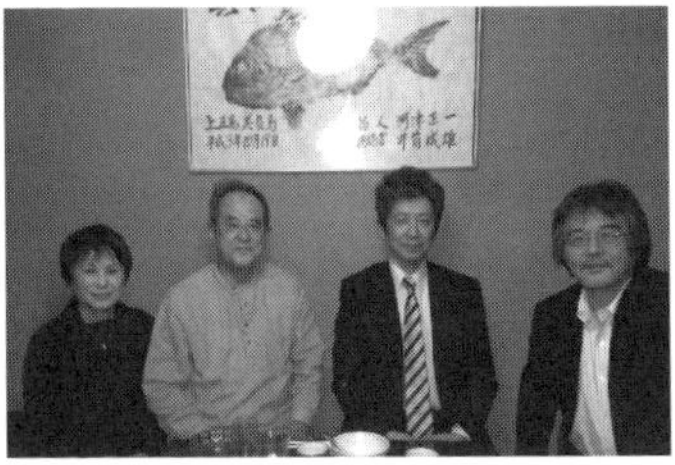

『医学部講義』（創元社）の出版をお祝いして
（左より嘉嶋領子先生［かしまえりこ心理室］、神田橋先生、著者、川嵜弘詔先生［福岡大学精神医学教室教授］、福岡にて 2013年）

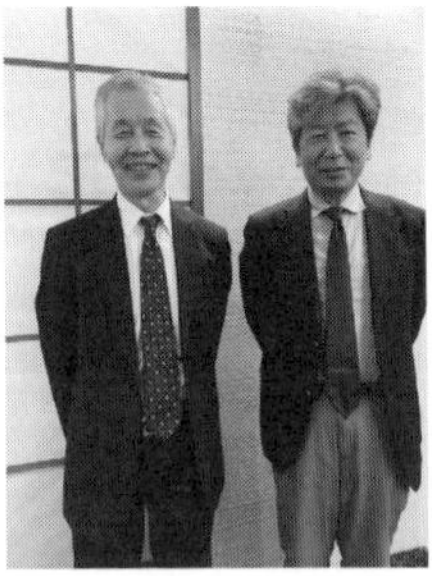

林道彦先生と著者（2023年）

Ⅱ

雑念の鉱石

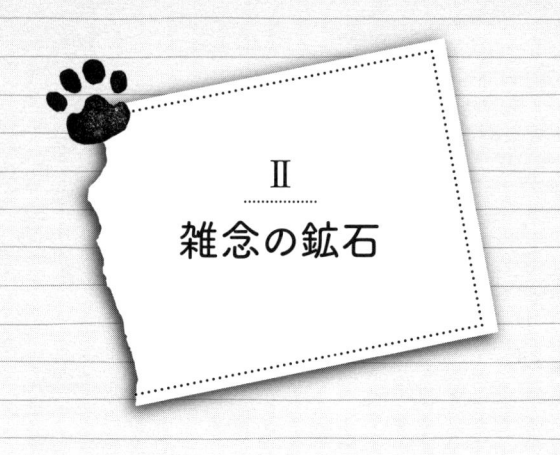

精神医学西南学派縁起

（『私の臨床精神医学』の「あとがきに代えて」、川嵜弘詔氏との共著）

1

神庭重信先生が九州大学大学院医学研究院精神病態学分野（以下、九大精神科）の教授に就任されたのは、二〇〇三年六月であったが、当座は山梨大学医学部教授を兼任されていたので、専任教授として九大に着任されたのは翌年四月になった。

着任早々、神庭教授は九大精神科の歴史と業績に強い関心を示され、自ら古い文献に目を通された。なかでも第二代教授、下田光造《しもだみつぞう》(注1)が提唱した躁うつ病の病前性格である執着性格（気質）に注目され、下田とその門下が残したほとんどすべての文献を猟歩して、その現代的意義について明らかにされた。これはもちろん神庭教授のご専門が気分障害の神経生物学であるためだが、下田教授が意図した執着性格の本質を見極めようと相当な熱意を傾けられたのである。折しも、わが国におけるうつ病臨床の再考の時期と重なり、神庭教授の論考は大きな反響を呼んだ。(注2)

（1）下田光造（一八八五〜一九七八）鳥取県出身。東京帝国大学卒業。東北帝国大学講師、東京府立巣鴨病院医長、慶應義

塾大学医学部教授を経て、一九二五年より九州帝国大学医学部教授。この間、ドイツ、オーストラリアへ一年余留学し、ベルリン大学のカール・ボネファー教授に師事した。九大では附属医院医長、医学部長を歴任。一九四五年に九大退官後は、郷里の米子医科大学（現・鳥取大学医学部）の創設に尽力し、鳥取大学学長にも就任した。米子市名誉市民。

（2）九大着任後の神庭教授の主要な論文は、「うつ病の社会文化的私論――とくに「ディスチミア親和型うつ病」について」（樽味伸と共著、日本社会精神医学雑誌、第一三巻、六八七～六九四頁、二〇〇五）、「下田執着気質の現代的解釈」（九州神経精神医学、第五二巻、七九～八八頁、二〇〇六）、「うつ病の臨床精神病理学――「笠原嘉臨床論集」を読む」（臨床精神医学、第三九巻、三六三～三七一頁、二〇一〇）など。著書に、『現代うつ病の臨床』（共著、創元社、二〇〇九）、『「うつ」の構造』（共著、弘文堂、二〇一一）、『うつ病の論理と臨床』（弘文堂、二〇一四）、『思索と想い――精神医学の小径で』（慶應義塾大学出版会、二〇一四）など。うち、故・樽味と発表した「ディスチミア親和型うつ病」をめぐる論考は、うつ病の臨床像の社会文化的変容を巧みに描出したもので、広く注目を集めた。

一方で、神庭教授は九大精神科同門の人々と積極的に交流することを好まれた。そして、わが国の精神医学界で高名な同門の先生方を順にお呼びして、改めて臨床や研究の歩みについて話をうかがう機会を定期的に設けることを提案された。こうして始まったのが、「福岡精神医学研究会」であり、二〇〇四年より年一回開催されてきた。この研究会における講演は大変な好評を博し、九大精神科のみならず福岡大学精神科の先生方も多数聴講にみえるようになった。とくに精神医学の歴史に疎い若い人たちにとっては、優れた先達の謦咳に接する格好の機会となった。

本書（『私の臨床精神医学』）は、二〇一四年に神庭先生が九大教授就任一〇周年を迎えられるのを記念して、過去一〇年間の「福岡精神医学研究会」の講演を中心に、その記録をまとめたものである。本書では、各演者が講演した研究会の日付順ではなく、九大精神科に入局した順（次頁の図参照）に講演録を掲載している（一部に学会講演や教室主催の特別講演も収載している）。

こうしてわが国の精神医学界に燦然と輝く九大精神科同門の大先輩たちの活躍を総覧できるこ

初　代：榊 保三郎教授　（1906～1925）

第二代：下田光造教授　（1925～1945）

池田數好

第三代：中 脩三教授　（1946～1957）

稲永和豊
中尾弘之
前田重治
西園昌久

第四代：桜井図南男教授（1957～1970）

神田橋條治
村田豊久
内村英幸
三山吉夫
山上敏子
牛島定信
田代信維
前田久雄

第五代：中尾弘之教授　（1970～1988）

森山成彬
黒木俊秀
川嵜弘詔

第六代：田代信維教授　（1988～2002）

第七代：神庭重信教授　（2003～2019）

図　九州大学医学部精神科歴代教授（在職期間）の系譜。『私の臨床精神医学』各執筆者が入局した時代を示す。

とを嬉しく、かつ誇りに思う。

それにしても、ご自身は九大精神科のご出身ではない神庭教授の手によって、教室の歴史と伝統に新たな光が当てられたことをいささか奇妙に思う。元々の同門の者たちにとっては、灯台下暗しと言うべきであろうか。もちろん年配の同門は大いに喜び、若い同門にとっては励みになっている。そう考えると、まさに九大精神科百年の歴史と伝統が神庭先生を招き寄せたのだという気がする。この一〇年間、先生のご指導の下、教室の若い人たちが臨床に研究に嬉々として打ち込み、多くの目覚ましい業績を挙げるとともに、第一〇九回日本精神神経学会学術総会（二〇一三年五月、福岡市）の開催をはじめとして教室の諸活動も各方面より高く評価されていることを思うと、その感慨はさらに深くなる。

旧い同門のなかには、この一〇年間の神庭教授のご活躍を「西南学派の復興《ルネサンス》」と呼ぶ人もいる。「西南学派」とは、かつて下田教授とその門下生の一団を、そう呼んだのである。「西南」とは、もちろん東京から見た方角を意味する。

2

下田の前任の初代教授、榊保三郎《さかきやすさぶろう》（注3）は、東大精神科を開講した兄、俶《はじめ》の遺志を受け継いだわが国の精神医学のパイオニアであり、教室の黎明期に多方面に活躍した人物である。「九大フィルハーモニー」を創設し、福岡の音楽文化を向上させた功績も大きい（注4）。ところが、任期途中で「特診事件」と呼ばれるスキャンダルで辞職を余儀なくされた。これは、九大医学部の教授が大学周辺の旅館の女将の手引きで学外診療を行い、法外な報酬を得ていたというもので、事が公になって司直の手が入るに及び、大きな社会問題となった。事件は不起訴となったが、榊のほか二名の教授らが講壇を去った。こうした経緯のためか、九大精神科の歴史において榊時代は封印されてきた感がある。もっとも、榊は、福岡出身の作家、夢野久作の怪奇小説『ドグラ・マグラ』（一九三五）の主人公のモデルと目される人物だけに、少々謎めいているほうが似つかわしいかもしれない（「エニグマとドグラ・マグラ――諸岡存助教授の関わり」を参照）。

（3）榊保三郎（一八七〇～一九二九）東京都出身。帝国大学（現・東京大学）卒業。一九〇六年、ドイツ留学より帰国後に京都帝国大学福岡医科大学（現・九州大学）教授に着任。榊の一家は、父、綽《ゆたか》が蕃書調所（幕末の西洋研究機関）に勤めた蘭学者、長兄、俶が東大精神科初代教授、次兄、順次郎は産婦人科医にして看護学校長、ほか二人の姉妹も東大医学部教授に嫁ぐという学者一族であった。保三郎の妻、梅子も、東大総長、帝国学士院院長を歴任した加藤弘之男爵の七女である。榊家は、元々鎌倉時代から続く武家であり、その祖先は蒙古襲来の際の手柄によって筑前国早良郡四箇村（現・福岡市早良区四箇）に領地を受け、保三郎の祖父の代まで黒田藩に仕えていた。先祖の地に開設された医学校に赴任したというのもなにかの因縁であろうか。

榊の精神医学における業績としては、わが国最初の精神科看護学書『癲狂院に於る精神病看護学』の出版やクレッペリンの教科書にも掲載されたアイヌのイムの報告など、先駆的なものが多い。フロイトの精神分析学も、最も早い時期に紹介した（「未婚婦人の夢」『エニグマ』創刊号、一九一三）。最も力を入れた分野は、小児の発達心理学であり、東大心理学教室の元良勇次郎らと上下二巻の大著『教育病理及治療学――異常児ノ病理及教育法』（一九〇九）を刊行し、知的障害児童の療育方法を提言している。榊は学外でも話題になることが多かった。オーストリアのスタイナッハが考案した輸精管結紮手術を老衰や精神病の治療目的にて研究していたところ、全国紙が若返り療法と喧伝したために、東京医学士会から論争を挑まれるという事態を招いた。

（4）榊は、中学時代よりヴァイオリンの練習を始め、後に東京音楽学校教授、幸田延（幸田露伴の妹）に師事した。さらにベルリン大学留学中は、ドイツ国立音楽院の名ヴァイオリニスト、ヨゼフ・ヨアヒムに師事し、ヴァイオリンの名器、ガリアーノを入手して、大量の楽譜とともに帰国している。以上のように、榊は一流の音楽家から直接手ほどきを受けており、その後の経歴もプロの音楽家としてまったく遜色がない。九大に赴任後は、間もなく九大フィルを組織して、市内にて定期的に音楽会を開催するとともに、海外からヤッシャ・ハイフェッツら高名な音楽家を福岡に招聘している。大正時代に福岡の音楽文化が東京のそれと比肩すべき高い水準を誇ったのは、ひとえに榊の功績といえるが、その代償に彼が私財を投入し続けたことが、特診事件の誘因になった。ちなみに、榊がわが国の音楽史上にその名をとどめているのは、一九二四年一月にベートーヴェン第九交響曲第四楽章をわが国のオーケストラとして初めて演奏した点であるが、しかし、これは本来のシラーの詩ではなく、日本語の歌詞「皇太子殿下御成婚奉祝歌」をつけ、歌ったものであった。わが国でシラーの詩が初めて合唱されたのは、同年一一月の東京音楽学校によるオーケストラ演奏である。詳しくは、半澤周三著『光芒の序曲――榊保三郎と九大フィル』（葦書房、二〇〇一）を参照のこと。

実際、下田教授の時代になって教室は大きく発展した。第二次世界大戦後、女性国会議員第一号となった高良とみは、榊時代と下田時代の双方を経験した数少ない同門であるが、下田の登場により「それまでの神経質な古くさい教室の空気が一新して救われたような雰囲気になった」と回顧している。下田は、たちまち九大精神科の教室員の心を掌握したらしい。

下田は、榊とは容姿、趣味、性格に至るまでなにかと対照的であった。榊が長身で貴公子然とした風貌とハイカラな身なりで人目を惹いたのに比べ、下田は辺幅をまったく飾らず、村夫子然とした格好にも頓着せず、質素で通した。前述のように、榊は多趣味で精神医学以外の分野でも活躍したが、かたや下田の趣味は坐禅、鍔《つば》蒐集、そして名人芸と言われた鰻釣りくらいであった。

しかし、下田の穏やかで悠揚迫らぬ人柄は、門下生一同より深く敬愛された。普段の下田は寡黙であったが、彼の講義は、その文章と同様、明快で非常にわかりやすく、名講義として学生にも人気があった。指導力にも優れ、下田の薫陶を受けた門下生は、日本国内はもとより、広く台湾や満州にまで活躍の場を広げ、わが国の精神医学界に西南学派として脈々たる一画を築いた。そして彼らは、西南学派と名乗るに相応しい数々の業績を残した。

下田教授の業績としては、前述の執着性格の提唱、森田療法の推奨のほか、数々のショック療法の開発が知られている。その学風は実証的、論理的で徹底しており、中途半端や他人の学説の受け売りは大嫌いであったという。例えば、統合失調症の神経病理学的研究では、一年以上をかけて一五〇例を超える患者の脳を各例とほぼ同年齢の対照脳（身体疾患死亡例）と詳細に比較検討するという徹底ぶりであった。しかし、その結論は、「（統合失調症が）器質的疾患であるという解剖的根拠を未だ把み得ない」というもので、本来、自分の専門である光学顕微鏡による研究と決別することを意味していた。[注5] これ以後、下田は、統合失調症の神経病理よりも神経化学的研究に大きな期待を寄せるようになり、門下の中脩三（第三代教授）はわが国の神経化学のパイオニアとなった。また統合失調症が少なくとも一部は器質的変性過程ではないかもしれないとする視点は、その治療観の転換を促し、安河内五郎らの電撃けいれん療法の開発にも影響を与えた。[注6] 同様に、岩田太郎は下田の強い勧めにより筑紫保養院（現・福岡県立精神医療センター太宰府病院）において作業療法を試みている。[注7] 以上のように、下田の独創的な発想は、実は徹底した実証性と論理性に裏打ちされていた。

（5）一九四二年三月、東大安田講堂で開催された第一一回日本医学会総会の特別講演において報告された（下田光造「精神分裂病の病理解剖」精神神経学雑誌、第四六巻、五五七〜五七二頁、一九四二）。

（6）下田教授は、重篤な身体疾患に罹患した精神病患者は劇的に回復することがあるという臨床的経験から、ショックを与える身体治療の有効性を示唆していた。一九三〇年代半ば、九大精神科では、ハンガリー人、フォン・メドゥナが開発したメトラゾール（商品名カルジアゾール）誘発けいれん療法が盛んに行われていたが、日中戦争の勃発により薬品が手に入りにくくなった。そこで、安河内は代替手段として電気刺激によるけいれん誘発を着想したという。すでに、イタリアのセルレッティらが頭皮上より刺激する方法を開発していたが、安河内は彼らの報告の紹介記事を読んで、向笠廣次とともに刺激装置を組み立てた。

ユニークな人物が少なくなかった当時の精神科教室でも、安河内は、ひと際、天才肌の学究であった。今日の経頭蓋的磁気刺激法のようなことも考えていたらしい。彼は、中学時代、一般の科学雑誌『科学画報』の読者欄に「中空のボールのようなまるい硝子の球を作り、その内部をすっかり鏡にして、人がその中に入って見ればどんなに見えるでしょうか。私は長い間考えてみましたが、考えれば考えるほど分からなくなりました」と投稿している。この質問をたまたま読んだ江戸川乱歩は恐怖を覚え、「鏡地獄」（一九二六）という作品を着想する。小説では、生来、鏡やレンズに異常に執着する主人公がすべての内面を鏡にした球体の中で遂には精神に異常を来してしまう。恐るべき二人の人生の交差である。

（7）わが国における作業療法の黎明期を概観した加藤は、岩田の「陳旧なる分裂病でもその精神が一見荒廃や枯渇の極に達していているように見えても、それは決して実際の荒廃や枯渇ではなしに、単に病的仮面によって健全なる精神の実相が隠蔽されているに過ぎないであろうことを示唆する」という考察を引用し、その精神病理学的洞察を高く評価している（加藤敏「作業療法の今日的な吟味——大正・昭和初期の松沢病院に焦点をあてて」臨床精神病理、第三四巻、二九七〜三一三、二〇一三）。ただ、岩田が筑紫保養院の院長を務めた時代に終戦を迎え、その後は深刻な食料難のために、もはや作業療法どころではなくなった。とくに一九四五年秋から一九四六年にかけて、飢餓のために夥しい数の入院患者が衰弱死している。「花衣ぬぐや纏る紐いろいろ」の句で知られる女流俳人、杉田久女もその一人である（一九四六年一月、筑紫保養院にて死去）。

3

下田教授と門下生の絆は深く、それもまた西南学派の特色であった。門下生は、恩師の教えと逸話を後々まで語り継ぎ、仰望した。ある同門は、「当時の精神科の医局はあたかも下田教団といった観があり、教祖である先生の一挙手一投足は、そのまま私たちにとってはひとつの規範なのであった」とまで述べている。(注8) 下田の九大退官後も、毎年、門下生は米子市に帰った恩師のもとに集まり、その長寿を祝った。この「鳥城会」なる集まりは、下田の最晩年まで三〇年以上にわたって続いた。門下生一同にとって、下田は慈父がごとき存在であったのである。

（8） 下田は、基本的には内向性格であり、忍耐強く、ひたすら修養に努める自制人として門下生の目には映った。下田は、真の偉人とは、自分に決して満足せず、常に劣等感を抱いており、したがって常に恭謙であると説いており、これが門下生一同の規範となった。今日の一般的な価値観では計り知れない独特の人間観である。

一方、下田は中央の学界を故意に遠ざけていたように見える。東大精神科の呉秀三教授とは、慶應義塾大学教授就任以来、溝が出来ていた。(注9) 教室員の前では呉を公然と批判していたらしい。

呉の後任の三宅鉱一教授ともしっくりとはいかなかったようだ。下田は学会も嫌いで、九大赴任後、精神神経学会総会にはほとんど出席していない。もちろん、総会開催も引き受けていない。[注10]奇妙なことに、下田は学会の開催地に出向くのだが、学会場には赴こうとしないのであった。そしてひとり宿屋に残り、あとで教室員の報告を聴いては、他大学からの発表を批判するのを常とした。あるときの日本精神神経学会で教室員がクレッチマー（Ernst Kretschmer）の循環気質よりも執着気質のほうが躁うつ病患者には多いと報告したところ、東北帝国大学の丸井清泰教授より強い疑義があったが、それに対して下田は学会誌上に回答を掲載して済ませるという有様であった。[注11]

（9）下田の慶應義塾大学教授就任（一九二一）は、呉教授を介した人事ではなく、実兄である下田勘次の斡旋によるものであったらしい。鳥取県の実業家であった勘次は、一九二〇年、衆議院議員に当選したが、同じ年に原敬内閣の肝いりで慶應義塾は早稲田大学とともに大学令による大学へ昇格し、医学部が設置されている。しかし、この人事に呉は気分を害したようだ。下田の学位授与が遅れたのも、そのためと言われる。

（10）下田の退官後のことになるが、一九五二年、九大にて開催された第四九回日本精神神経学会総会（中脩三会長）において、医学部の民主化運動を進めてきた精神科の面々（武谷、伊藤、池田：『私の臨床精神医学』の「序」を参照のこと）は、学会役員の選出方法の改正を提起した。以後、数年にわたって、毎年の総会が紛糾し、第五二回総会（京都市、一九五五）において学会定款の改正と評議員選挙規則が可決されるに至った。全国を六地区に分けて代議員を公選するという方法は、このときに決まったものである。こうした西南学派の活躍を、しかし、東大精神科の内村祐之教授は苦々しく思ったようだ（内村祐之『わが歩みし精神医学の道』みすず書房、一九六八）。

（11）下田は、東大内科出身の丸井とは東北大教授の席を争った経緯があった。米国のアドルフ・マイヤー（Adolf Meyer）のもとに留学した丸井清泰は、わが国に本格的に精神分析学を紹介したが、神経症学説をめぐって森田正馬と鋭く対立し、学会のたびに激しい論戦を交えた。当然ながら、下田も精神分析学に批判的であった。

下田には、門下生が「Verschrobenheit フェアシュローベンハイト」（ドイツ語で「ひねくれ」の意）と評した性格傾向があった。教室員は、下田の日常の言動から、一様になんとなく少しひねくれているような感じを受けることがあった。例えば、皆が褒めると、それに対して悪口を言う。反対に皆が悪口を言うと、なんとなく褒めたようなことを言うという具合である。指導や説明の仕方もしばしば反語的、逆説的であった。段々、これに慣れてくると、教室員が教授に願い事をする際も、わざと逆のことを申し出ると本来の希望が叶うなどと言われていたらしい。

桜井図南男（第四代教授）は、下田が、誰よりも森田正馬が創始した独創的な精神療法を高く評価したのも、このVerschrobenheitの傾向の現れではなかったかと推測している。すなわち、池田も指摘しているように、当時の帝国大学の権威主義のもとでは、一私立医学専門学校の教授が唱えた学説など一顧も与えられない風潮にあったが、それに下田は反発したのではないかというのである。[注12] なるほど、そう考えると、下田の学界嫌いも理解できよう。

（12）森田の訃報に接した際、下田は次のような追悼文を寄せている。
「惟うに博士は、学者として最も幸運な人であった。完備した教室に萬巻の文献と豊富な研究資料に埋れて居る学者達が、或者は安逸に流れ、或者は其の豊富さに累されて散漫となり、却って一事をも完成することなく終るのを常とするに反し、何等の研究設備も文献も与えられなかった此の教授の逆境こそ、其の資質と相俟って、立派な学説を結成するに至らしめたものであろう。（中略）斯くて、自己の学説を遵奉する門下に囲繞されて瞑目した此の真人の最後の幸福は、一の創作も主張もなく、徒らに西人の所説を祖述するに寧日なき翻訳学者の想像だに及ばぬところであろう」（下田光造「森田博士の追憶」一九三八）
池田によれば、この文章は森田を無視し続けた学界権威に対する辛らつな批判であると同時に、自らも帝国大学の教授として森田よりもはるかに有利で自由な境遇にあることとへの一種の後ろめたさのような想いもこめられているという。下田は、そのことに気づかぬような鈍感な人物では決してなかった。

こうした下田の少し変わった性癖さえ、門下生に愛された。そして、西南学派において、Verschrobenheitと評されることは、親しみと愛着を込めた響きを伴ってきた。ほかにも下田にまつわる逸話は多い。[注13] そのいずれもが、今日では古き良き時代への郷愁を誘うエピソードである。

（13）下田の門下生にもあまり詳細は知られていないが、ドイツ留学時の知人であるユダヤ人、ヘルタ・ミューラー女史とその母親の亡命を手助けし、滞日中の彼女らを支援したという逸話も残っている。一九三五年頃のことである。母娘を大学近くの下宿に住まわせ、生活費は下田がすべて面倒をみていた。ミューラーに翻訳の仕事も紹介している。当時、彼女の年齢は五〇歳くらいであったという。しかし、母親は日本の生活に馴染めず、精神的に不安定になり、精神科に入院する。結局、下田の好意は仇となり、ミューラーは援助を拒み、渡米した。その後の彼女の消息は杳として知れない。下田の隠れた熱情家としての一面もうかがわれる。

池田は、当時の教室を回顧して、次のようにしみじみと語っている。

「教室全体がなんとなくのんびりと牧歌的でした。しかも、全体が居心地よく調和がとれていて、その気風を作り出す中心に下田先生が位置しておられたようです。先生を囲む鳥城会の集まりが、先生のご退官後も三十年以上にわたって続き、全国各地から門下生たちが、それを楽しみに集まってきたのも、おそらくこういった先生のお人柄と、当時の教室の雰囲気への郷愁みたいなものだったのでしょう。恩師という言葉の旧い意味が、そのまま結びついている先生でした」

4

二〇〇三年七月、神庭重信教授は初めて九大精神科を訪問され、教室の各部署をご覧になった後で、ごく短く感想を述べられた。しかし、それは教室の現状と問題点をまことに的確に指摘したものであり、私たちはその洞察の鋭さに感嘆したものである。しばらく教授不在のまま、教室の雰囲気が沈滞していただけに、先生の登場は鮮烈であった。

果たして私たちの期待は裏切られず、教室の諸活動はまもなく息を吹き返した。その後一〇年の間に、神庭教授のご指導の下、いかに教室が発展してきたかは、冒頭に述べた通りである。今後も二一世紀に相応しい新しい九大精神科の学風を体現してくださるに違いない。本書が、その里程標となることを願っている。

エニグマとドグラ・マグラ――諸岡存助教授の関わり

……エエ……これが天下に有名な九州帝国大学医学部、精神病科教授、医学博士、正木敬之氏でございます。背景は九州帝国大学、精神病科本館、講堂のボールドで、白い診察服を着ておりますのは、平生の講義姿をそのままにあらわしたものでございます。

お眼止《ど》まりましたとおり、身長は五尺一寸キッカリしかない、色の浅黒い小男でございますが、丸い胡麻塩頭を光るほど短く刈り込んだところから、高い鼻の左右にピカピカ光るおおきな鼻眼鏡と、そのしたに深く落ち凹んだ鋭い眼つき、横一文字にピッタリと結んだ大きな口元、または鼻眼鏡をかけた骸骨ソックリの表情で、テーブルの前に立ちはだかって、諸君をひとわたり見まわしてから、総入れ歯をクワッと剝《む》き出して笑うところまで、満身これ精力、全身これ胆、渾身《こんしん》これ智……。

（夢野久作「ドグラ・マグラ」一九三五、『日本探偵小全集4 夢野久作集』東京創元社、一九八四）

九州大学医学部を創成した教授陣は、皆、当時の日本を代表する医師であり、科学者であったが、また同時に一流の文化人と呼ぶにふさわしい人物も少なくなかった。例えば、耳鼻咽喉科の久保猪之吉教授もそのひとりで、夫人のより江とともに、歌人、俳人として優れた作品を残している。高浜虚子や夏目漱石ら、多くの中央の文人たちとも親交があったことから、久保教授の自宅は福岡の文化サロンとして賑わった。久保家のサロンには、榊保三郎、桜井恒次郎（解剖学）ら、九大教授のほか、より江と親しかった柳原白蓮（筑豊の石炭王、伊藤伝右門夫人）も、頻繁に出入りしていた。といっても、上流階級の社交場というわけではなく、福岡近辺の文学青年たちも、その志さえ認められれば、久保夫妻は分け隔てなく受け入れていた。

そうした久保家のサロンのなかから、一九一三年二月、福岡で最初の文芸誌『エニグマ』が誕生する。この雑誌は、九大医学部の学生有志が発案し、久保教授に相談した結果、地元紙の記者たちの協力も得て、発刊された。その内容たるや、サロンに集まった人々の多彩な職能と教養を反映して、単に文芸のみに止まらず、美術、音楽、医学、心理学等々、幅広い分野に及び、当時最先端の総合文化情報誌の趣きを呈している。驚くことに、『エニグマ』の奥付には、編集兼発行人である諸岡存《あきら》の住所が「九州帝国大学医科大学精神病教室内」と記されている。

この諸岡という人物は、当時、九大医学生であったが、『エニグマ』創刊の翌年（一九一四）に卒業し（第八回生）、精神科に入局する。それより以前に苦学してきた彼は、すでに三〇代半ばに達しており、年齢的に榊教授と近かったこともあって、ふたりは意気投合した様子である。そのためか、諸岡は学生時代より精神科教室に出入りし、遂には教室に寝泊まりしていたらしい。『エニグマ』の発行人の住所が教室となっているのも、そのためであろう。

榊教授と諸岡は、『エニグマ』にたびたび寄稿しているが、特筆すべきは、ふたりが同誌においてフロイトの精神分析学を紹介したことである。諸岡は、『エニグマ』創刊号より「未婚婦人の夢」と題する翻訳論文を連載しているが、その序文に次のように記している。

元来此夢の分析者は墺国エンナの精神分析学の大家オットー・ランク氏である。氏はフホイド〔原文ママ〕教授（精神分析の開祖）の高門弟の一人であって某説明の上手と観察力の緻密な事は最も我々の感心する所である。時に此二つの夢の判断はフロイド派の精神分析学の原則を説明するには最も善き例である。（中略）ランク氏は此夢の解剖者の望みによって此『御伽噺のような美しい夢の判断』を行ったのである。だから病気を治してやる為めの精神分析ではないけれども、氏が真面目に学術的に此分析を行った事は勿論である。

また、『エニグマ』第一巻九月号からは、榊教授が、米国クラーク大学におけるフロイトの講演（一九〇九）の翻訳を連載している。これは、後に『性欲研究と精神分析学』（一九一九）として実業之日本社より出版された内容の一部である。わが国で精神分析学が紹介されたのは、一九一二年、東京大学文学部哲学科の大槻快尊《かいそん》が『心理研究』（東大心理学教室初代教授、元良勇次郎が創刊）に「もの忘れの心理」を発表したのが最初とされるが、医学分野では諸岡と榊が最初であろう。『エニグマ』には、ふたりがそれぞれに源氏物語の精神分析的解釈を試みた興味深い論考（「源氏物語中の人物の性格について」と「源氏物語野分の巻に就いて」）も掲載されている。これも、久保教授のサロンで熱っぽく語り合ったのではないかと想像される。

しかし、九大精神科に入局後の諸岡が専攻したのは、精神分析学ではなくて、神経病理学であった。その頃の『精神神経学雑誌』には諸岡の論文がいくつか散見される。一九一九年に英国に留学し、帰国後の一九二三年、助教授に昇任するが、間もなく榊教授が特診事件で辞職する。そのとき、諸岡はひどく悲憤慷慨したと伝えられている。彼は、数少ない榊の理解者であった。反面、後任の下田教授とは折り合いが悪かった様子で、一九二七年に九大を辞して上京し、後に開業している。その後の諸岡は、茶の湯に関する著書をいくつか出版している。とくに、唐の陸羽が著した『茶経』（茶に関する古典的大全）の評釈は有名である。榊教授に似て、博覧強記、かつ多趣味多才の人物であったらしい。

諸岡の助教授時代、九大医学部付きの新聞記者であった杉山泰道は、頻繁に彼と接触し、精神医学や心理学の話題を取材していた。このときの取材をもとに一〇年をかけて杉山が書き上げたのが夢野久作のペンネームで発表された畢生の大作『ドグラ・マグラ』である。夢野久作との交際について、諸岡は夢野の死後刊行された『夢野久作全集』（黒白書房、一九三六）の推薦文に次のように寄せている。

夢野久作君と私とは、夢野君が九州日報記者、私が九大に居った時分からの御交際で、当時私たちがやっていた医学の通俗化の主旨をよく呑み込んで呉れて紙面を費やしてくれた。その後、親譲りの博覧強記を探偵小説の方に向けられてからは、当時私たちが研究していた精神病学を逸早く探偵小説にとり入れ、それが一世の大作「ドグラ・マグラ」となって実を結んだ。

江戸川乱歩の回顧録、『探偵小説四十年』（江戸川乱歩全集第二八巻、光文社、二〇〇六）によれば、一九三五年一月に東京で開催された『ドグラ・マグラ』出版記念祝賀会には、乱歩をはじめ探偵小説界の重鎮らに混じって、諸岡も招かれている。しかし、席上、彼は祝辞を述べる代わりに小説における精神科病院の描き方を批判した。作者自身の日記（『夢野久作の日記』葦書房、一九七六）にも、諸岡が「精神病院の暗黒性を述べていることを否定した」と記されている。フィクションとはいえ、作中「キチガイ地獄外道祭文」の精神科医療をデフォルメした内容に、諸岡もさすがに憤慨したようだ。

もっとも、池田數好の回顧によれば、当時、九大精神科の医局で『ドグラ・マグラ』が話題に上ることはほとんどなかったらしい。今でこそ、わが国を代表する怪奇小説として有名な同書だが、当時は一地元作家が書いたクセのある奇妙な小説程度の扱いであったようだ。一九三五年といえば、榊が亡くなって早や六年、先代教授の時代を振り返る者はいなかった。教室は、下田教授就任一〇周年を迎え、すでに大きく発展していた。

『ドグラ・マグラ』の舞台は一九二六年一〇月の九州大学精神病科である。現実には前年八月に榊が特診事件で辞職し、下田の教授着任は一二月であることから、この設定は偶然とは思えない。その頃、一九二五年八月には附属医院が、同年九月には衛生学、法医学教室などが火災に見舞われるという謎の連続失火事件もあり、九大医学部にはなにかとゴシップが続いた。小説の主人公、正木敬之教授の名前は榊を連想させるし、正木教授のライバル、若林鏡太郎医学部長とは実在の医学部長兼法医学教室教授、高山正雄がモデルと言われている（高山教授が下田教授着任までの間、精神科教授を兼任したのは事実である）。作中の第七号室（実際の男子の保護病棟には第六号室までしか存在しない）や解放治療場の描写などは、当時の九大精神科病棟を実際に取材していなければ、決して創作できなかったであろう。今日の『ドグラ・マグラ』に対する高い評価を顧みれば、いにしえの九大精神科が作家の想像力をあれほどまでに刺激したことを、私たちはむしろ誇りに思っても良いのかもしれない。それにしても、呉青年が正木教授の研究室で目にする奇怪な患者提出作品の数々——歯茎の血で描いたお雛様の掛け軸、火星征伐の建白書、無学文盲の農夫が揮毫した唐詩選五言絶句隷書、大英百科全書の数十頁を暗記筆記した西洋半紙数十枚、鼻糞で固めた観音像等々——これらは本当に精神科に陳列してあったのだろうか。

［追記］前田重治によれば『エニグマ』に掲載された「未婚婦人の夢」はフロイトの著作中には見当たらず、オットー・ランクの論文が原典ではないかと推測されるとのことである。

一九二〇年、パンデミック禍の精神医学者たち

はじめに

新型コロナウイルス感染症（COVID－19）のパンデミックは、二〇二〇年の世界の風景を一変させた。それは、二一世紀に入り、インターネットが加速するグローバリゼーションによる人々の出会いと交流がやがては国境を無効化するだろうと楽観視していた私たちの幻想をいともたやすく打ち砕いた。むしろ、今般の未曾有の混乱に対する各国政府の対応と公衆の反応を見る限り、強権的な国家を是認する同調圧力が個人の意思を圧倒しかねない風潮が強まっているように懸念される。目に見えない――それゆえメディアやネットを経由する情報でしか捉えられない――COVID－19がもたらす不確かさや不安定さが人々の不安をかきたて、疑心暗鬼に追い込むのだろう。社会全体の緊張が高まり、これまで抑圧されてきた不満や怒りが暴発しやすい。差別や偏見も露呈している。二つの大国、米国と中国における対照的な政治・社会情勢と両国間の緊張の高まりこそ、象徴的ではないだろうか。今後を見通せない私たちはうろたえ、思考は硬直し、意思は萎縮してゆくばかりである。国家や社会と個人との関係が問い直されているのだろうが、近

代以降の個人主義を前提として発展してきた精神医学にとっても危機的状況である。

ちょうど百年前にも今回と同様のパンデミックが発生している。一九一八年二月から一九二〇年四月まで続いたA型インフルエンザウイルス感染症（スペイン風邪）の大流行である。当時の世界人口の三分の一にあたる五億人が感染し、死者は数千万人規模と推定されている。あいにく第一次世界大戦の時期と重なり、初期の対策が遅れ、被害が拡大した。わが国でも二三八〇万人超の感染者が発生し、実に三九万人近くが死亡した（内務省衛生局資料）。インフルエンザのパンデミックは、戦争の終結を早めたが、世界各国の経済活動や医療、教育に重い後遺症を残した。精神医学もまた新たな課題――戦争神経症（シェルショック）や嗜眠性脳炎（一九一五～一九二六年に世界的に流行し、パーキンソン症候群や強迫症などの後遺症を残した）――に直面していた。

あの時期、果たして精神科医たちは何を考え、いかに行動したのだろう。ひょっとして、同時代の先達たちは百年後の私たちになんらかのメッセージを残していないだろうか。彼らの行動と思索に学ぶことで私たちは活路を見出せないだろうか。そう考えて当時の史料を紐解いてみたい。一九二〇年のパンデミック禍を生きのびた三人の精神医学者、ジークムント・フロイト、斎藤茂吉、そして森田正馬の体験を知るために。

フロイト（六四歳）の場合

一九二〇年秋、フロイトは彼の後期理論への転換点として知られる――同時に精神分析家の間でも評価の分かれる――『快感原則の彼岸』を発表する。これは、反復強迫という不快で不安な事象の反復の存在が、先にフロイト自身が構想した快感原則に基づく欲動論では説明できないという問題意識によって書かれた。フロイトがまず注目したのは、第一次世界大戦の帰還兵がくり返し見る戦場の悪夢であり、彼らのような外傷神経症患者が夢という無意識の世界のなかで被災体験を反復するのはもはや願望充足のためではなく、その根底に快感原則よりもさらに本能的な欲動が潜んでいると考えた。それがすなわち死の欲動であり、「あらゆる生命の目標は死であり、……無生命が生命あるものより先に存在していた」という有名なテーゼを提示する。

小川豊昭は、『快感原則の彼岸』においては、反復される死が主旋律をなしているという(1)。その執筆時、フロイトの身辺には絶えず死の影が忍び寄っていたからである。一九一四年六月のサラエヴォ事件を発端に勃発したオーストリア＝ハンガリー帝国のセルビア侵攻は、当初、短期間に終結するものと思われていたが、予想に反してまもなく世界の列強国のすべてを巻き込む世界大戦へと発展した。この史上空前規模の戦争による死者は、戦闘員と民間人を合わせて約一六〇〇万人と言われている。フロイトにはなにか予感するところがあったのであろうか、開戦の翌年春に「戦争と死に関する時評」と題するエッセイを書いている。そのなかで、フロイトは、文明人は、自らの死を否定し、また、死が生を価値あるものにすると考えているため、死に対して矛盾した態度をとると述べている。

オーストリア＝ハンガリー帝国の終焉が明らかになった一九一八年秋、出征していたフロイトの長男、マルティンの消息が途絶えた。マルティンは連合国軍側の捕虜として捕らえられていたのであった。その年の夏頃から始まったインフルエンザ・パンデミックの第二波はまたたくうちにヨーロッパ全土に広がり、第一波を上回る多数の犠牲者を出した。明けて一九一九年一月には第三波が襲来した。この第三波の時期に、フロイトの妻、マルタがインフルエンザ肺炎を発症し、ザルツブルグにあるサナトリウムへ療養に赴いたが、長く後遺症に苦しんだようだ。続いて、三人のフロイトの子どもたち、マチルデ（長女）、エルンスト（三男）、およびアンナ（三女）もウイルスに感染したが、無事に回復している。しかし、フロイトはパンデミックについてほとんど言及していない。当時は、やはり戦争や生活の窮乏がもっぱらの関心事であったのであろうし、感染による死者が戦死者を上回ったことが知られるようになるのは、後の話である。

一九二〇年一月二〇日、精神分析運動の後援者であったアントン・フォン・フロイント（Anton von Freund）ががんのために亡くなった。その嘆きもおさまらぬ一月二五日、今度は次女のゾフィーがインフルエンザで急逝したという知らせをフロイトは受け取った。享年二六歳、彼女のお腹には三人目の子どもが宿っていた。彼女を「日曜の子」と呼び、ことさら愛しんでいたフロイトは、突然の喪失体験に著しく取り乱した。数日後、シャーンドル・フェレンツィ（Sándor Ferenczi）へ次のように書き送った。

> 私のことは心配いりません。疲れていることを除けば、私は変わっていません。彼女の死は辛いですが、人生に対する私の態度には何の影響もありません。何年も前から息子たちが（戦場で）亡くなることを覚悟していましたが、今は娘が亡くなり、まぎれもない不信心者である私には、非難する相手がおらず、文句を言う場所もないことに気づきました。……心底、

ナルシシズムが苦く取り返しのつかない痛手を受けたと感じています。[2]

フロイトの研究者によると、この時期に書き進められていた『快感原則の彼岸』に「死の欲動」という言葉が登場するのは、ゾフィーの死後であるらしい。それゆえ、彼女の死が影響を与えたと考えるのが自然であろうが、しかし、フロイトはそう受け取られることをことさら否定していた。小川によれば、この論考は、フロイトの無意識の中ではゾフィーの死を準備するかのように書き進められ、そこに現実の彼女の死が訪れ、待ち受けたように〝死の欲動〟の概念が登場するという時間関係の上に成立しているという。[3] ゾフィーの「あっけない偶然の死」――すでにヨーロッパではパンデミックの第三波は収束していた――が、フロイトの無意識によって言語に取り込まれ、あらかじめ書き進められていた物語において事後的に重要な意味を帯びてきたのである。こうした無意識の認識は、あたかも同じ物語を反復しているかのように見せる。〝転移〟がその典型である。

ゾフィーの死から九年を経た頃、フロイトはルートヴィヒ・ビンスワンガー(Ludwig Binswanger)に宛てた書簡において次のように述べている。

喪失の後に、喪の急性期が和らぐことはわかっていても、私たちはまだ悲しみに打ちひしがれ、その代わりを見つけることができないこともわかっています。たとえなにかがその空白を埋めようとも、それが完全に埋められたとしても、それは別のなにかであることに変わりはないのです。……本当は、こうあるべきなのです。これが、手放したくない愛を永続させる唯一の方法なのですから。[4]

フロイトの反復する物語は、私たちが、COVID－19について、感染者数や死亡者数のような統計上の数字でなく、固有の物語として語ることができるようになるまでには、なお長い歳月を要することを示唆している。

斎藤茂吉（三八歳）の場合

一九一七年一二月に斎藤茂吉（以下、茂吉）が長崎医学専門校に赴任したとき、任期は二年半の予定であった。前月に米国へ留学に旅立った精神科教授、石田昇の留守を預かるために派遣されたのである。その年、茂吉は東大精神科助手を辞し、養父が経営する青山脳病院に勤めていたが、恩師である呉秀三教授の命令を断るわけにはゆかなかった。その上、妻、輝子との関係もうまくゆかなかったこともあり、東京を遠く離れた長崎の地でしばしのびのびと過ごしたいという気持ちもあったかもしれない。

ところが、翌年一二月、石田が留学先の同僚をピストルで殺害するという大事件が起こる。石田は、留学中に次第に精神を病むようになり、恋愛妄想、被害妄想に支配されて犯行に及んだらしい。しかし、石田は終身刑に処され、投獄されたために、当面、帰国する見込みがなくなった。長崎に赴任した当初は、知人への書簡に「(任期の）三年間は致し方なかるべし」とぼやいていた茂吉であったが、もはや腰掛け気分で長崎医専の教授を務めるわけにはゆかなくなった。一日も早く呉教授に学位論文を提出することも長崎赴任以前からの懸案であった。心機一転、茂吉は研究にも専念するようになったが、あいにく思うようにはかどらなかった。インフルエンザウイルスに感染後、長く療養することを余儀なくされたからである。

日本におけるインフルエンザ・パンデミックも、一九一八年一〇月から広がった第二波が多くの死者を出した。長崎市内でも流行が始まり、茂吉も用心したのであろうか、次のように詠っている。

はやり風《かぜ》をおそれいましめてしぐれ来し浅夜《あさよ》の床に一人寝にけり

続く第三波は、欧米のそれより遅く一九一九年一二月から始まった。一二月一日が日本陸軍の新兵入隊日にあたり、全国各地の兵舎で大規模なクラスターが発生したのである。その頃、輝子が四歳の長男、茂太を連れて長崎に来ていた。年末に二人を伴って食事に赴いた際には次のような歌を残している。

はやり風はげしくなりし長崎の夜寒《よさむ》をわが子外《と》に行かしめず
寒き雨まれまれに降りはやりかぜ衰へぬ長崎の年暮れむとす

幼いわが子の感染予防にも心を砕く茂吉であったが、年が明けてまもなく、自分自身が罹患してしまう。しかも肺炎を併発し、数日間は生死の境をさまようほどの重症となった。ようやく回復し、職場に復帰したのは二月も下旬に入ってからである。なお、同時期に長崎医専の二人の同僚がインフルエンザがもとで亡くなっている。次の歌はこのときに詠われたもので、とうとう感染してしまったかという失望と恐怖を表現している。

はやりかぜ一年《ひととせ》おそれ過ぎ来しが吾は臥《こや》りて現《うつつ》ともなし

勤務を再開したとはいえ、茂吉の体調は依然としてすぐれなかった。六月に喀血し、一〇日間入院した。肺結核を併発したのであった。そのため、転地療法として長崎県雲仙温泉、佐賀県唐津海岸、そして同県古湯温泉に逗留して一〇月まで療養を続けた。この時期にも数多くの歌を詠んでいる。

闇深きに蟋蟀《こほろぎ》鳴けり聞き居れど病人《やみびと》吾は心しづかにあらな

くらやみに向ひてわれは目を開きぬ限《かぎり》もあらぬものの寂《しづ》けさ

しづかなる吾の臥処《ふしど》にうす青き草かげろふは伸びて来にけり

いずれの歌からも生命のはかなさと人生のわびしさに対する諦観のような思いが切々と伝わってくる。最後の歌を記した手帳には、「しづかに生きよ。茂吉われよ」と記して、自らを叱咤している。「しづかに」生きるとは、どうしようもない運命にいたずらにあらがうのではなく、あるがままにそれを受け入れて恭順に生きるということであろうか。自然服従の人生観を指すのであろうか。しかしながら、どうやら茂吉自身の現実は少し違っている。決して大人しく療養のみに専念していたわけではないようなのだ。

実は、この年の歌人としての茂吉の活動はきわめて旺盛であり、『アララギ』誌上においていわゆる写生論を発表している。[5] これは、「実相に観入して自然・自己一元の生を写す」という東洋的なリアリズム論であるが、対立する歌壇の一派との熾烈な論争が執筆の動機であった。高名な歌人であることを「余業のすさび」と自嘲していた茂吉であったが、現実には短歌こそ彼の強烈な生命エネルギーの源泉であったという。インフルエンザと結核に罹患して死の恐怖に直面し、歌への情念がさらに刺激されたのであろうか。実際、茂吉は激しやすい性格であり、およそ「しづか」な人ではなかったが、次に述べる森田正馬の生き方ともどこか重なるようだ。

一九二一年三月、茂吉は長崎医専を辞して、東京に戻った。同年秋よりヨーロッパへ留学することが決まったのである。結局、茂吉の長崎赴任期間は三年三ヵ月余に及び、うち七ヵ月余は療養に費やされた。

森田正馬（四六歳）の場合

森田正馬は、茂吉の東大精神科における八年先輩である。インフルエンザ・パンデミックが日本に襲来した頃、彼は後に森田療法と呼ばれるようになる独創的な精神療法を確立しつつあった。

その適応は、当時の流行病であった神経衰弱症であり、とくにいくら休養を取らせても一向に回復しない慢性神経衰弱症——森田は、「神経質」と呼んだが、これはパーソナリティ傾向を指すのではない——に対して絶対臥褥と作業を段階的に定式化した入院治療を行っていた。

今日と比較すると、当時の公衆は感染症に対して非常な恐怖を感じていた。感染症による死がはるかに身近であったからである。感染力の強いインフルエンザや腸チフスはもちろん怖がられたが、なにより「亡国病」と呼ばれた結核が恐れられた。それゆえ、神経衰弱症の患者の訴えにも見えない病原体の感染を過剰に恐れる不潔恐怖やばいきん恐怖が少なくなかった。

ある「ばいきんが恐ろしい」と訴える女性の相談に対して、森田は次のように答える。

「バイキンは、空中いたるところに存在して、防ぎきることはできません。われわれの口内には、種々のバイキンが生息して、ある学者は二百いく種類を検出して、そのなかには肺炎菌・髄膜炎菌などもあることがある。しかしその人は、別に病にかからないのです。結核菌などは、もちろん都会の空気にはいたるところにあります。……ペスト流行とかいう重大な事件の時には、その町を焼いてしまうこともあります。……あなたも完全に満足なされるには、身体も家も焼いてしまわなければなりません。そこで……大切なことは、あなたの『いやな苦しい気分をなくすること』すなわち『晴れ々々した気持ちにいつもありたい』という考え方を一切捨てて、万一バイキンにつかれても仕方がないと覚悟なさらなければなりません。問題はすなわち自分の『気分の良し悪し』ではなくて、『伝染病にかかるか・かからぬか』の問題であります[6]」

なんとも人を食ったような返答と思われるかもしれないが、森田は「苦しいことを我慢しよう、思いきろう」と勧めているのではない。それは不可能を可能にしようとする「思想の矛盾」である。そうではなくて、「苦しみながら、素直になすべきことをなし、非常識のことは人目をも憚って、「忍従する」ことが森田療法の原則である。万一の感染を「恐れながら、心配しながら、仕方なしに」人並みに行動するのである。

森田はインフルエンザウイルスには感染しなかったが、長年、肺結核を患っており、壮年に至ってもしばしば病床に臥すほど病弱であった。しかし、その生き方はきわめてエネルギッシュであり、自宅を解放して患者の治療に専念するとともに、多くの門下を育てた。森田の患者たちが彼の良き後継者となったのである。かたや精神分析理論をわが国に紹介した東北帝国大学教授、丸井清泰には激しい論戦を挑んだ。

やがて森田は、自らの闘病体験を経て――愛息の早逝や妻の死などの喪失体験も加わり――、「生の欲望」と「死の恐怖」の二つの概念を自身の治療論の中核に据えるようになった。北西憲二によれば、それは、私たちの人生で出会う生老病死の恐れ、あるいは喪失に伴う苦悩、すなわち死の恐怖を「ただそれだけある」「なんともほかにしかたがない」と引き受けたときに、逆に「欲望はあきらめられない、ならば今ここで生きるしかない」という生の欲望を自覚するダイナミックな展開である[7]。なぜなら「生の欲望」と「死の恐怖」は表裏一体の関係にあり、それぞれが独立した存在では決してないからである。

おわりに

ここで紹介した三人の精神医学者が生きた一九二〇年の世界は、現代よりもはるかに危険に満ちていた。戦争や革命、飢餓、そしてインフルエンザ以外にもさまざまな感染症等々、限りない憂慮が立ち込めていた。彼らはパンデミックのみを恐れているわけにはゆかなかった。今よりも情報が乏しかったことが幸いしたのかもしれないが、三人ともそれぞれに忍び寄る死の影を意識しながら生きぬいた点では共通している。耐え難い喪失体験に苦しみながらも、それを自分なりに受け止めようとひたすら思索を重ねた。なにより彼らは運命の闇を前にして怯まなかった。たとえ理不尽で困難な状況にあっても、限界ギリギリのところまで、それに果敢に飛び込み、対処してゆくほうが、私たちは精神の自由を保ち続けられるのかもしれない。三人はそう教えている。

〔参考文献〕
（1）小川豊昭「『快原理の彼岸』――死の欲動と反復」西園昌久監修、北山修編集代表『現代フロイト読本2』みすず書房、五〇四〜五二〇頁、二〇〇八
（2）Freud, S.: *Letters of Sigmund Freud 1960 ERNEST L. FREUD*. Basic Books, 1960.
（3）文献（1）
（4）文献（2）
（5）小泉博明「斎藤茂吉の病気観」文京学院大学外国語学部文京学院短期大学紀要、第八号、九七〜一一〇頁、二〇〇八
（6）森田正馬「ばいきんが恐ろしい」『森田正馬全集　第四巻』四五〇〜四五六頁、白楊社、一九七四
（7）北西憲二『我執の病理――森田療法による「生きること」の探究』白楊社、二〇〇一

中脩三先生と森田療法とナチズム

中先生の想い出

九大精神科第三代教授、中脩三先生〔台北帝国大学教授、大阪市立大学教授を歴任。一九八八年逝去〕の想い出というと、若輩者のおまえが何を言うか、と同門の先輩たちに怒られそうである。しかし、初めて中先生をお見かけしたときの印象は強く残っている。あれは、確か一九八五年秋、東京新橋にある慈恵医大（東京慈恵会医科大学）の講堂で開催された第三回森田療法学会であった。私が、この学会に出席したのもこのときが初めてであったので、とくに記憶に残っているのだろう。

強迫神経症の女性症例の治療経験が発表された後で討論に移ると、フロアからひとりの小柄な老紳士が質問に立った。

「ツヴァングス・ノイローゼが女性にもありますか。男だけや思いますが」

関西訛りのその質問はあまりにも唐突で、返答に窮した壇上の演者のみならず、会場全体が凍りついてしまった。しかし一向構わず老紳士は早口で続けた。

「この前、私は国際精神療法学会に行ってきましたが、あちらではフロイトの精神分析やなんかはもう下火で、今やユングとか、自律訓練とか、プレイセラピーとか、音楽療法とか、そういうのが全盛ですよ。精神分析なんか誰もやっとりませんわ……」

精神分析批判をひとしきり述べると、老紳士は満足したように質問を終えた。もともと演者の回答を期待していたわけではないようであった。困惑からようやく安堵の表情に戻った座長はそそくさとそのセッションを終え、休憩時間となった。

すると、列席していた大学教授らが、先ほどの老紳士の面前に進み出て恭しく挨拶するのを目にした。傍らにいらした森山〔成林〕先生に、あの先生はどなたですか、と尋ねると、「あれがあの有名な中先生ですよー」と教えられた。ああ、これがあの有名な中先生なのか、と私は改めて老紳士の小さく華奢な風体を眺めた。このとき、中先生は蝙蝠傘を持っておられたように記憶しているのだが、これは後になって、同門の先輩に、腕に傘を掛けた先生が「私の傘を誰か知りませんか」と探しておられたというエピソードを聞いたので、それが記憶のなかに組み込まれているのであろう。ともかく、ご高齢にしては落ち着きがなく、眼鏡の奥のまなこを子どものようにキョロキョロされて、ご無礼を恐れず申し上げれば、中先生はカワユク見えたのだった。

その後、中先生のお姿を見たのは二回だけである。二度目は、翌年、福岡市で開催された第四回森田療法学会であった。このとき、中先生を囲む座談会が市内の料亭で催された。後年、そのときの録音テープを聴かしていただいたが、破天荒な内容であった（あんまり可笑しいので、今はまだ披露することができない）。最後は、一九八七年秋の第三〇回日本神経化学会であって、司会者より聴衆に紹介された中先生はニコニコと愛嬌を振りまいておられた。それから間もなく先生は世を去られた。

さて、その後、私の脳裏には一つの謎が解けないままに長く宿ることとなった。くだんの森田療法学会で中先生がされた質問のなかに出てくる「国際精神療法学会」とは何か、それはいつどこで開催されたのか、という疑問である。それほど、あのときの先生の精神分析批判は印象に残っていたのである。当時、ＤＳＭ－Ⅲがわが国でも普及しつつあり、生物学的精神医学の台頭にともなう欧米での精神分析学の凋落ぶりを伝え聞いてはいたが、しかし学会が、それも国際学会が、あげて精神分析を排斥したというのは初耳であった。ただフロイト派は下火で、ユング派は盛んというのはいささか奇妙である。それよりも、八〇歳を超えてもなお国際学会に赴かれるという中先生の学問的情熱に感銘を受けたこともあったろう。ともかく、私の好奇心はムクムクと頭をもたげ始め、「国際精神療法学会」について是非知りたいと思った。

ところが、いくら近刊の精神医学や精神療法関連の専門誌をめくっても、学会案内や印象記などの頁に「国際精神療法学会」なるものを見つけることはできなかった。中先生は、確かに「この前行ってきた」とおっしゃったのであるから、一九八五年の春から夏にかけて開催された学会と推測された。その前年、あるいは前々年ということもあるかもしれない。いずれにせよ、ご高齢の先生がわざわざ参加される国際学会であるからには規模の大きい会議だろうし、日本からの参加者も先生お一人ということはあるまい。そう考えて、前後数年間の国際学会やら国際会議の情報を検索したが、「国際精神療法学会」の所在は杳《よう》として知れなかった。海外の事情に詳しい精神科医にも訊ねてみたが、そのような名称の学会を聞いた人はいなかった。こうして、中先生が出席されたという「国際精神療法学会」の名称は、ミステリアスなベールに包まれたまま、私の記憶の片隅に長く留まった。

解けた「国際精神療法学会」の謎

それから一〇年ほどが経過したある日のことである。九大の図書館で、中先生の恩師、下田光造教授の森田療法に関する文献を漁っていたときのこと、たまたま私は、「国際精神療法学会」が何であるかを、そこに発見したのであった。

それは森田正馬教授が逝去された昭和一三年一二月に発行された『神経質』誌に掲載された下田教授の「『森田博士の憶ひ出』追記」という記事のなかにあった。

本誌一一月号に載った森田博士追憶の拙文に、博士の体験療法を外国へ紹介の件を一寸挿入したが（注：森田教授が下田教授に独語論文を送り、ドイツの医学雑誌への掲載の斡旋を再三依頼したが、実現しなかったというエピソード）、最近台北帝大の中脩三博士から左の如き通信を受け取った。森田博士在世ならば定めし満足さる々（る）であろうと思ひ、此処に該書簡を登載して、『神経質』読者諸賢のご参考に供しやうと思ふ。

下田宛、中博士書簡

拝啓　予定通り一一月七日基隆着帰朝仕候（注：中先生は昭和一二年四月より一年六ヵ月間、独英仏米の四ヵ月を外遊された）、別紙の通り独逸精神療法学会々長ゲーリング氏より日本にも萬国精神療法学会の支部を作って呉れとの依頼来たり申候、その動機は、氏の手紙にもある如く小生先般ギュセルドルフの学会にて日本の精神療法につき森田氏体験療法の旗持を致し、約二〇分間講演申候處、予想外の喝采を博し、特にナチスの労働奉仕連中の支持を得申候、友人は直ちに原稿をそのままナチスの宣伝新聞フォルクスベオバハテルに出すと申居り候、依之見るも、欧州精神療法界はすでにフロイトの古説より醒めて転換期にあり、東洋的な考え方を求めつつあること明らかに候、森田氏の原稿のこと話し申候處、是非中央雑誌に掲載するから送れとのことに候、先生の御尽力により日本精神療法即日本独特の文化を世界に紹介する機会を得ば、日独親善は勿論、今後の東洋建設にも重大なる貢献たるべしと存じ申候　敬具

文中、「萬国精神療法学会」とあるのが、今日、「国際精神療法学会」として知られている組織である。この記事には、中先生に国際精神療法学会日本支部の設立を依頼したマチアス・ゲーリングの書簡も掲載されているが、当時、国際精神療法学会の会長であったカール・ユングの名前もそこに記されている。

このマチアス・ゲーリングという男は、もともとはアドラー派の精神分析医であったが、従兄

にナチナンバー2のヘルマン・ゲーリング元帥がおり、ナチ勢力の台頭とともに、権勢を振るうようになった。

もともと、ドイツ精神療法学会は、一九二六年に設立され、一九二九年には国際精神療法学会へと発展した。一九三〇年には、マールブルク大学のエルンスト・クレッチマー（Ernst Kretschmer）が会長に就任した。ところが、一九三三年にナチスが政権を握ると、ユダヤ人の学問としての精神分析は全面的に禁止され、ユダヤ人は大学教授を含むすべての公職から追放され始めた。こうした事態に、クレッチマーは会長を辞任し、その後任にカール・ユング（Carl Gustav Jung）が就任した。ユングは自分の後継者にゲーリングを推し、ユング自身は、チューリッヒにいたために、ドイツ国内での学会の再編がゲーリングにより進められ、精神療法学会の反ユダヤ、反フロイト的傾向が鮮明になってゆく。学会における個々の発表内容についても、ゲーリングらの意向が強く反映されるようになった。暗示療法、体操、音楽療法、それにヨハンネス・シュルツ（Johannes Heinrich Schultz）の自律訓練法などが盛んとなり、自由連想法による精神分析療法はまったく採用されなくなった。ユングは、一九四一年になって、このような偏向した風潮を批判したが、それまでの彼のナチス寄りの姿勢は、戦後、厳しい非難を受けている(1)。

中先生がドイツで得々と森田療法を紹介された時期は、まさに学界全体に反ユダヤ、反フロイトのナチズムの嵐が吹き荒れていたのであり、事実、中先生がデュッセルドルフで講演された直前の一九三八年七月に、フロイトはウィーンからロンドンに亡命している。

こうしたなか、先の引用にもあるように、中先生の講演が契機となって、一九四〇年、森田教授の名を冠したドイツ語論文が、ドイツ精神療法学会の機関誌である『精神療法とその近接領域の中央雑誌』に遂に掲載された。「Der Begriff Der Nervosität（神経質に対する見解）」と題する一六頁の論文である。新福尚武先生よりいただいたその論文のコピーによると、雑誌掲載は下田教授らの意向を受けた中先生の尽力によって実現したもので、欧米人の誤解を招かないようにという配慮から、厳密には森田教授の論文の直訳ではなくて、多少の加筆修正が行われている。この論文についてもまた機会を改めて紹介したいが、事情が事情だけに、海外で最初の森田療法の論文は結局注目されることなく忘れ去られてしまった。高良先生がカレン・ホーナイ（Karen Horney）を招き、また同じ頃、九大精神科医師と滞日米軍医師との交流の結果、ジェイコブソン（Edmund Jacobson）らがアメリカン・ジャーナル・オブ・サイカァトリイに紹介記事を書き、ようやく海外で森田療法が紹介されるようになったのは、一九五二年になってからである。(2)

気宇壮大なり、中先生

以上、長々と中先生と森田療法とナチズムとの関わりについて述べてきたが、これは以前「一九三〇年代末期のドイツにおける森田療法の紹介」と題して森田療法学会において発表した内容の一部である。当初は論文にして学会誌に発表するつもりでいたが、それでは暗たんたる考察になりそうで（例えば、下田教授がベルリン留学中に師事したカール・ボネファー［Karl Bonhoeffer］教授の子息は反ナチの罪に問われて処刑されているのである）、ちっとも中先生らしい楽しい雰囲気を伝えないだろうと思い、やめた。

おそらくは、森田療法における作業や自然服従を重視する姿勢がナチス労働奉仕団には多少の誤解を含みつつも好評ではなかったのかと想像される。というのも、中先生ご自身、滞独中にナチが指揮した社会事業と労働奉仕団体の活動状況を見学する機会を得ているからである。中先生の報告[3]によれば、それは「溝掘りは整然たる組織の下に行われ、先ず一組が土を掘り、次の組は土を運び、次の組は土をならし、杭を打つ組、芝生を切る組、芝生を植える組等全部分業的に行われ、見る見る中に立派な溝が出来上がって行く」というものであった。そして、「ドイツ人はつまらぬことをも決して粗末にせず誠心誠意行っている」ことに非常に感心されている。これが森田療法における作業の極意に通じることは明らかであろう。中先生が、日本文化を世界に紹介する絶好の機会と思われたのもむべなるかなである。社会学者、上山安敏氏によれば、一九世紀末から今世紀の初頭にかけて、ドイツ青年層には、純粋、自然回帰、肉体、農業を重視する精神的風潮があったというから、同じ頃、日本の青年層にみられた神経質の気質と重なり合う部分があったのかもしれないなどと連想は広がってゆく。

しかし、私が強調したいのは、実に四七年も前の学会印象記を、「この前行ってきましたんや」とこともなげに語られた中先生の気宇壮大さ加減である。やはり、かねて噂に聞いていた通り、中先生はただ者ではなかったと思う。中先生に言わせれば、私たちの身辺のなにやかやの一〇年、二〇年間もいかほどのこともない、ほんのつかの間の出来事でしかない。近頃、もうかりまっかあ、ああ、不景気ねえ、まあ、しゃあないなあ、ということになるのではないだろうか。

それにしても、万一、先の大戦においてわが枢軸国側が連合国側に勝利していれば、中先生は世界の精神医学界においてどのような活躍をされていたのであろうか。それはありえたのかもしれないもう一つの精神医学の未来の話である。

〔参考文献〕
（1）小俣和一郎『精神医学とナチズム——裁かれるユング、ハイデガー』講談社、一九九七
（2）Jacobson, A., Berenberg, A. N.: Japanese psychiatry and psychotherapy. *American Journal of Psychiatry*, 109: 321-329, 1952.
（3）中脩三「独逸の社会事業と労働奉仕」『社会事業の友』近現代資料刊行会、一九三九

「治る」ということ

九州大学医学部放射線科教室の入江英雄教授〔元・九州大学総長、九州がんセンター院長〕といえば、九大総長時代、学園紛争によって混乱した大学の鎮静化に辣腕を振るったことで知られる。放射線科の同門によれば、それこそ「泣く子も黙る」怖い先生であった。その入江教授が、戦前、森田正馬のもとで対人恐怖症の治療を受けていたことを、今では知る人も少ない。過日、入江と森田の関係を調べるために、放射線科の医局長に文献の借用を申し込んだところ、ずいぶん怪訝な表情をされた。しかし実は、入江こそ、森田療法の最も熱心な信奉者にして、かつ秀逸な論客のひとりであった。その証拠には、晩年、入江は、森田に対する溢れんばかりの欣慕の念をもって、彼との運命的な邂逅を回想している（「森田先生と私」『あけぼののつつじ――入江英雄随想集』西日本新聞社、一九七六）。

入江が東京の森田宅を訪れたのは、昭和六（一九三一）年八月のことであった。その前年、彼は、九大医学部を卒業して同放射線科教室に入局していた。しかし彼は対人場面で出現する手指の振戦と書痙の症状に悩んでいた。当時、森田は、慈恵医科大学の教授であったが、大学病院には精神科病棟がなかったため、やむを得ず自宅に患者を寄宿させ、その独創的な精神療法を行っていた。かくして入院森田療法の独特な大家族的治療構造は生まれたのであった。

森田宅に患者として寄宿するようになった入江にとって、そこはまさに「神経質者の天国」であった。すなわち、「入院などという気分はなく、一種の修行をしている感じであった。森田塾というのがいちばんふさわしいと思う。ここにいると外界とは隔離され、先生から励まされ、おだてられるから、いい気分であった。私の一生を通じてもっとも幸福のときであった」という。九大の教室から呼び出しがかかっても一向に帰ろうとしなかったというから、なんとも暢気な時代である。

九月になって、森田が患者たちと連れだって温泉旅行に赴いた際、一行は窯元に立ち寄り、素焼きの器に思い思いの文字を記すことになった。このとき、入江は、上京後、手の震えなどは忘れてしまっていたのに、灰皿に字を書こうとしたところが、ひどく手が震えてしまった。他の患者にも見られたように思った。入江はひどいショックを受けた。「それを先生にすぐ告げればよいのを、告げることができずに悩んだ。せっかく先生が優等生と思ってくれているのに今になって先生を落胆させるのがすまない気もした。自分の不甲斐なさを隠したい気もした」。

その晩、東京に着くと、入江はすぐに九州に帰る準備を始めた。教室の事情と述べたが、本当は落胆していたたまれなくなったのである。森田は優しく慰留したが、入江はその晩帰途についた。こうして入江の入院治療は唐突に中断してしまい、彼の神経質症状はとうとう完治するには至らなかった。

しかし、その後も入江の森田崇拝は少しも変わらなかったし、周囲に森田の素晴らしさを吹聴して回ることをはばからなかった。入江は、治らなかったのは治療を中断した自分の側に原因があるのであって、森田療法が悪いのではない、と思い込んでいた。入江の森田に対する畏敬の念は相当なもので、治療中断後も入江は森田に二度ほど会う機会を得るが、緊張のあまりほとんど話ができず、早々に退出するありさまであった。一方、森田が発行していた雑誌『神経質』にはたびたび論説を投稿しており、不肖の患者であった鬱憤を晴らそうとしていたかにみえる。

さて森田のもとを辞して四〇年あまりが経った頃、当時、医学部長であった入江は、ある会合でかつて森田のもとで一時期をともにした古閑義之〔元・東京慈恵会医科大学内科教授〕と再会する。入江が「まだ治りませんよ」とこぼすと、古閑は「治らなくてもいいじゃないか、今や九大医学部の最高の地位にいるのだもの」と答えたという。

私は、この話が好きで、「患者が治るということはどういうことだろうか」と考えるとき、いつも思い出す。入江は治ったと言って良かったのだろうか。それともとうとう治らなかったけれども、それで良かったのだろうか。森田療法研究所の北西憲二先生によれば、森田のもとで万能感に満たされた状態から入江が目覚め、森田から離れ自立してゆくプロセスに森田療法の真骨頂があるという。現代のナルシシズム論から解釈すればそういうことになるらしい。一方、若い人にこの話をすると、「宗教と同じじゃないですか」と言い返された。なるほどEBM全盛の今日、こんな「出会いと別れ」の治療を、厚生労働省は決して推奨しないだろう。ともかく理屈はさておき、私は、「まだ治らない、まだまだ治らない」と煩悶しながら、かくあるべき幻の治癒像を目指して悪戦苦闘を続けた森田と入江の時代にただただ憧憬を抱くのである。

終わりある服薬と終わりなき服薬[1]

九大精神科教室の伝統で森田療法の看板を掲げているためか、時々、遠方の方からも問い合わせがある。その女性から電話がかかってきたときは、これまでで最も遠く離れた土地からの問い合わせであったため、いったんは断った。今日、森田療法といっても外来通院治療が主流であり、たとえ入院治療を行ったとしても、後のフォローアップにおいて真の治療的転機が訪れることは、この療法の創始者、森田正馬自身が有名な「根岸症例」において明示している通りである。[2] 第一、九州まで来なくても、もっと近いところに森田療法専門の治療施設はある。まずは、そちらに相談されるよう勧めた。しかし女性は、九州まで来て入院することにこだわった。話しぶりに怪しいところはなく、声はすずやかであった。仕方がないので、手紙で困っている症状を教えて貰うことにした。翌週、分厚い封書が届き、幾枚もの便箋に端正な文字で、二〇代半ばより十数年に及ぶ彼女の対人恐怖症の病歴が綿々と綴ってあった。

幼少の頃より強迫的な性癖があった。セーターの袖から中を覗き込んで肌着が少しでも見えると、それがセーターからはみ出るのではないかと何度も確認したという。学童期に入ると、小さい頃ほどの神経質さはなくなり、むしろ目立ちたがり屋で楽しく過ごした。二五歳頃、知人と数名でレストランに行った際、何気なくスープを飲もうとしたとき、突然に手がこわばった。一瞬、自分でも何が起こったのか、理解できず、深呼吸をして、もう一度スプーンを口元に近づけたが、手がぶるぶると震えて、どうしても口をつけることができなかった。その場はなんとかしのいだが、以来、人前で食事をとることが苦痛になった。そればかりか、人前で字を書く、電話をする、発表をするなど、人前で何かを行おうとすると他人の視線が気になって、体が硬直し、無理に動かそうとすると震え、吐き気までするようになってきた（初対面の人物にはさほど緊張しないが、顔見知りの面前となると決まって症状が出現した）。そのため、三〇代前半より近くの精神科クリニックに通い、抗不安薬や抗うつ薬の処方を受けてきた。服薬すると症状は軽くなったが、状況によってはちっとも効かず、その場を逃げ出すようなことも稀ならずあった。仕事は、二〇代から接客業に従事していたため、苦手なことばかりの連続であったが、服薬しながらなんとかやってきた。ところが、昨年、管理職に昇進した。これまで以上に仕事の負担が増えたが、それ以上に「管理職たる者に、こんな症状があってはならない」と考えるようになった。ところが、その思いとは裏腹に対人緊張はますます強くなった。それを抑えようと、アルコールに頼るようになった。しかし、酒量が増えブラックアウトを生じたことから、恐くなり、もう限界だと観念し、三ヵ月前に上司に症状を打ち明け、以来休職している。しかし、服薬していても症状が出現するため外出が困難である。最近は、ほとんど自宅にひきこもりがちで、電話がかかってきても体が震えるようになった。そんなふうに困窮していたところ、たまたま書物で森田療法のことを知った。早速、森田療法に根ざした自助グループである「生活の発見会」の集まりに参加してみた。そこで、私の勤める大学病院のことを知ったという次第である。

なるほど、森田のテキスト通りの対人恐怖症である。ヒポコドリー性基調の上に、ふとした偶発的体験から「とらわれ」を生じ、精神交互作用の結果、症状が増悪してゆくという森田神経質症の発症機制をみてとれる。しかも管理職に昇進後、「症状があってはならない」と考える思考の矛盾のために、さらに症状を悪化させてしまった。こんなにきれいな森田神経質症であれば、古典的な森田療法の最適応である。アルコール乱用は気になったが、入院治療を引き受けることにした。

入院直前に初めて会った患者は、小柄で清楚な女性であり、年齢に比して若々しい印象を与えた。終始、落ち着いて応対し、とくに緊張している様子はうかがえなかったが、それは服薬をしてきたからだという。当院を受診した目的は、なるべく薬を減らしたいためであり、復職についてはは仕事そのものを辞めたいと考えていると述べた。はるばる九州に治療しにやって来た理由のひとつには、親身になって相談にのってくれる数少ない友人のひとりが当地にいるらしかった（事実、その友人は、彼女の入院中、何度も面会に来ては、なにくれとなく面倒をみてくれた）。昨年以来の経過を考えると、彼女の人生においてなにやら重要な転機にさしかかっているように思われた。そこで、これまでの彼女の職場や生活の場を遠く離れて眺めてみることは有意義かもしれないと告げ、入院治療に導入した。

入院治療は、定式化された入院森田療法を模した構造を設定した。すなわち、個室における安静（絶対臥褥期）より始め、軽作業期、重作業期、社会復帰期という入院森田療法に準じた治療段階を意識的に設けてみた。定番の日記指導を行い、私は週一回程度面接した（別に若手の医師が担当医を務めた）。昔の森田療法では、軽作業期には精神科研究室のガラス製器具を磨くことを、重作業期には病棟の庭の伐採や園芸など複雑なものを指示したらしいが、今日の総合病院内の精神科病棟ではなかなか適当な作業メニューが見つからないものである。しかし幸い、患者の場合は、軽作業期には病棟内の清掃作業、次第に行動範囲が広がると近くの体育館で開催されていたエアロビクスへの参加、仕上げは病棟からパート勤務通いと、格好のメニューが見つかった。友人の協力を得て院外のレストランで食事もしてみた。作業期の進展とともに明らかになったのは、彼女の神経質ぶりであり、なにごともきっちりと完璧に仕上げてしまわなければ気が済まないという強迫性が随所に目立った。それとて、彼女の美点としてあるがままに受け入れることができるようになった。最後は、自宅に試験外泊を試み、新しい生活への自信を得て、およそ五ヵ月（後半の二ヵ月は院外へのアルバイトに費やされた）に及ぶ「対人恐怖症」に対する森田療法風の入院治療を首尾よく終えた。

さて、あえて森田療法風と記述するのは、実は「社会不安障害」に対する薬物療法を並行して行ったからである。すなわち、入院前、一〇年近くにわたって処方されてきたベンゾジアゼピン系抗不安薬をより依存性の少ない選択的セロトニン再取り込み阻害薬（SSRI）へ置換していったのである。入院前に患者が、ベンゾジアゼピン系薬物に依存を生じていたのは確かであり、それが彼女の症状をさらに厄介なものにしていると考えられた。それゆえ、いったんSSRIへ置換する必要があった。この試みはうまくゆき、退院時には置換したSSRIもいつでも中止できる程度にまで用量を減じることができた。そして、退院後、患者は服薬を止めた。

種を明かせば、なんのことはない、「SSRIが有効であった社会不安障害の入院治療の一例」である。このような薬物療法の併用は、今日の森田療法では珍しくもないが、しかし、そこにはなかなか意味深長な文化精神医学的テーマが含意されているように思われる。それは、端的にいえば、「対人恐怖症」と「社会不安障害」の治療文化の錯綜であり、わが国の臨床現場における二つの治療文化の奇妙なダブルスタンダードである。このことを指摘したのは、夭逝した精神病理学者、樽味伸[3]である。彼は、社会不安障害（＝医師に治してもらう疾病）の診断を受けた患者が、その標準的治療であるSSRIの処方を受け入れながら、しかし、その心性と認識においては、わが国で独自に培われた文化拘束症候群（culture-bound syndrome）である対人恐怖症（＝自らが克服すべき性格・気質）の色彩を併せもっており、対する治療者側も半ば文化拘束的な態度によって応じている状況を明らかにした。対人恐怖症に対する文化拘束的アプローチである森田療法を下地として、社会不安障害に対する標準的な薬物治療が供されているのである。それゆえ、患者の主訴をめぐるやりとりのなかでは、疾病か、性格かという明確な線引きは、曖昧に、いや「不問」に付される（しばしば「性格と病気と半々」と認識されている）。

先の患者は、従来のベンゾジアゼピン系薬物を止める代わりにSSRIによる治療を受け入れたが、それは単に疾病の治癒を望んだのではない。むしろ彼女自身の性格を含めた、これまでの生活史からの解放を求めていた。それは、初診時に、たとえ症状が改善しても退職することを決意していたことが示していよう。また、そうでなければ、患者は九州まで来て入院治療を受けようとは思わなかったであろう。そこまで思い切ればこそ、ＳＳＲＩへの変更にも抵抗はなかったように思われる。事実、彼女は退院後郷里に帰り、それまでの職を辞し、新しい生活を始めた。それは長かった服薬の終わりでもあった。

樽味の指摘を援用すれば、薬を医師が処方し、それを患者が服用するということの意味は、医師、患者双方にとって複雑かつ多義的なものである。ときには服薬行為そのものが神経症化して、終わりなき服薬に止まる者もあるし、服薬を終えることに自己の人生の転機を重ねる患者もいる。数年後、女性から届いた便りには、年齢的にちょうど良い時期に切り替わることができたことと、転職した今も服薬をせずに日々を送っていることへの喜びが記されていた。彼女の「性格神経症」はどうなったのか。それを今さら問わぬのが、精神分析療法ならぬ森田療法の治療文化である。

〔参考文献〕

（１）フロイト、Ｓ（馬場謙一訳）「終わりある分析と終わりなき分析」『フロイト著作集第六巻　自我論／不安本能論』三七七〜四一三頁、人文書院、一九七〇
（２）森田正馬『精神療法講義』白揚社、一九八三
（３）樽味伸「『対人恐怖症』概念の変容と文化拘束性に関する一考察」『臨床の記述と「義」――樽味伸論文集』一二七〜一五〇頁、星和書店、二〇〇六

うつ病医療のポピュラリゼーションと日本的うつ病論のゆくえ

わが国では、伝統的にうつ病は「責任感強く、生真面目、几帳面、仕事熱心、かつ他者配慮的」な人物が無理を抱え込み、過労の挙げ句に発症する病とみなされてきた。こうした、わが国の社会ではいかにも高評価の病前性格モデルは、一九三〇～四〇年代に九州帝国大学教授、下田光造が提唱した「執着性格」を嚆矢とし、一九六〇年代にドイツの精神病理学者、フーベルトゥス・テレンバッハ（Hubertus Tellenbach）が唱えた「メランコリー親和型性格」とも重なるといわれてきた。従来、多くの一般向きの啓発書が、上記の性格特性を「うつ病にかかりやすい人の特徴」として記載してきた。おもしろいことに、わが国の心身医学の領域でも、心身症の病前性格としてほぼ同様の特徴が列挙された。かくも、わが国ではうつ病も心身症も「いわゆる『良い子』の過剰適応」とみなしてきた。それゆえ、治療においてはまず「休養をとること」「仕事のことは忘れること」が強調された。

二〇〇五年、九州大学の若き精神科医、樽味伸が発表した「現代社会が生む〝ディスチミア親和型〟」[1]は、全国の精神科医にセンセーショナルな反響を呼んだ。樽味は、今日、自らを「うつ病」と診断し、私たちの外来を受診する青年層の「うつ病」に向かい合うとき、伝統的な病前性格モデルではもはや限界があることを指摘した。というのも、彼らの病前性格は、「もともと仕事熱心ではなく、規範や秩序に拘束されることを嫌い、常態的にやる気のなさを訴え、時に他罰的である」からだ。樽味は、こうした彼らの特徴を、「メランコリー親和型」に対比して「ディスチミア親和型」と名付けた。樽味以前にも、すでに一九七〇年代より、わが国の精神病理学者は、うつ病の様態が時代とともに変容しつつあることに気づき、類似の特徴を記述してきた（例えば、広瀬徹也の「逃避型抑うつ」[2]、松浪克文の「現代型うつ病」[3]など）。しかし、樽味ほど、現場の臨床医が今どきの「うつ病」の青年に対して抱くやるせなさと迷いを巧みに表現しえた者はいなかった。それは、「はたして彼らを『うつ病』とするべきなのだろうか」という戸惑いであり、メランコリー親和型を中心とする従来のうつ病と同一範疇に入れることに対する抵抗であり、そして、それが彼らに対する「皮肉な視線」として析出してしまいかねないことへの自戒であった。樽味の臨床家としての良心が広く共感を呼んだのであると思いたい。

ところが、困ったことに、間もなく「ディスチミア親和型」という呼称はマスメディアを通じて一人歩きし始めた。折しも、わが国におけるうつ病医療のポピュラリゼーションが一挙に加速された時期に一致していた。厚生労働省の統計は、二〇〇五年一〇月の時点で全国のうつ病・躁うつ病（保険病名）患者数が九二万人超と報告し、わずか五年間余に倍増したことが注目された。二〇〇六年には自殺対策基本法が施行された。一般向きの啓発書が相次いで出版され、コンビニの店頭にも並ぶような「うつ病新時代」が到来した。そして歪められた「ディスチミア親和型」

言説は、やがて「仕事ではうつ、プライベートは元気」という浅薄なキャッチコピーを冠する「新型うつ病」へとつながってゆく。もちろん、これは樽味が意図したことではまったくない。それに彼は、「ディスチミア親和型」の反響を自ら知ることはなかった。くだんの論考を発表した直後の二〇〇五年七月、卒然として逝ったからである(享年三三歳)。

樽味の論考に対する反響をきっかけにして、冒頭に述べたわが国の伝統的な病前性格－うつ病モデルも再検討がなされるようになった。そもそも、テレンバッハ自身は、メランコリー親和型性格に好ましい評価を与えていないことが知られていた。それゆえ、日本人にとくに評価が高い性格傾向と考えられてきたが、改めてよくよく吟味してみると、日本的うつ病の実体もはなはだ曖昧なものであることに気づく。例えば、次のような論点を指摘することができる。

(1) わが国の精神医学は、一九九〇年代くらいまでは、内因性うつ病こそをうつ病の中核と考える二〇世紀前半のドイツ精神医学の伝統を重んじる傾向にあった。一方、英米では、内因性うつ病と病的でない正常範囲の抑うつとの境界をめぐって長く論争が繰り広げられてきたが、結局、両者を明確に分けることはできなかった。抗うつ薬の効果の相違によって判別できるという期待が高まった時代もあったが、成功しなかった。両者は質的に異なるという気はするが、今のところ、それを証明する方法がないならば、とりあえず同一のものとして扱うのか、いや、あくまで異なるという直感に従うのか。わが国の精神医学者は、後者の直感を優先させてきたのである。

（2）DSM－Ⅲ（一九八〇）以降の「大うつ病（メジャー・デプレッション）」の診断基準の普及によって、うつ病の範囲が広がり、伝統的なうつ病概念が曖昧になったという批判が多くあるが、大前晋によれば、もともと英語の「デプレッション」と日本語の「うつ病」のニュアンスは異なっているそうである。[4] そもそも「大（メジャー）」は、うつ病の質（内因、非内因）の違いではなく、量（重症度）の違いを示しているにすぎない。

（3）日本の伝統的なうつ病モデルは、わが国にかなり特有なものであることを、医療人類学者の北中淳子は明らかにしている。そもそも、そのような日本的なうつ病の患者が、昔のわが国では多かったという実証的なデータも存在しているわけではない。

北中によれば、うつ病の様態の時代的変遷を論じるわが国の精神病理学研究もまた世界に類をみないものだそうである。かつて私たちは、かなり独特なうつ病論の文脈に従って、その医療に従事してきたものであるらしい。[5] とはいえ、樽味の論考にみるように、それが豊かな臨床の「知」をもたらしてきたことも確かだ。今後、うつ病医療のポピュラリゼーションの流れのなかで、日本的うつ病論の「知」も色褪せてゆくのだろうか。

樽味の良き理解者であった杉林稔〔高槻病院〕は、「ディスチミア親和性」の呼称を故人が提唱した意図を反芻し、「(薬物療法に期待できない治療者にとって)『お手上げ』であり、かつかかわり続けなければならない病気。このような病気こそが我々精神科臨床に携わる人間の得意とするところではなかったでしょうか[6]」と問いかけている。その通りであろう。安易に「お手上げ」すべきではない。私たちは、もう少し柔らかく、細やかに、そして辛抱強く治療的工夫を重ねなければならない。樽味の真意は、そこにあったはずだし、日本的うつ病論の命脈が絶えるか否かは、まさにこの点にかかっているといえよう。あまりにも若すぎた彼の夭逝が今も悔やまれる。

〔参考文献〕
(1) 樽味伸「現代社会が生む〝ディスチミア親和型〟」臨床精神医学、三四巻五号、六八七〜六九四頁、二〇〇五
(2) 広瀬徹也『抑うつ症候群』金剛出版、一九八六
(3) 松浪克也「現代型うつ病」季刊精神療法、第三二巻第三号、三〇八〜三一七頁、二〇〇六
(4) 大前新「『大うつ病性障害』ができるまで──DSM-Ⅲ以前の『うつ病』(内因性抑うつ)と現代の『うつ病』(大うつ病性障害)の関係」精神神経学雑誌、第一一四巻第八号、八八六〜九〇五頁、二〇一二
(5) 北中淳子『うつの医療人類学』日本評論社、二〇一四
(6) 杉林稔「概念の提唱者が考えた対応法のポイントとは。──ディスチミア親和型うつ病」精神看護、第一五巻第二号、二六〜三一頁、二〇一二

自殺衝動に襲われたら?

——慢性うつ病患者による漫画療法の一例

とおりすがり氏作品紹介

うつ病は必ずしも治りやすい疾患ではなく、一〇~二〇%が慢性化します。いったん、よくなっても短期間のうちに再発をくり返す場合(反復性うつ病)もあれば、一向に気分と体調が十分に回復せず、低空飛行を続ける場合(持続性抑うつ障害)もあります。過労により重いうつ病を発症した〃とおりすがり氏〃も、薬物療法によって復職できるところまで回復したのですが、残念ながら、その後、再発してしまいました。以後は、なかなか回復せず、慢性うつ病を呈しています。

現在の〃とおりすがり氏〃の病状は、喩えて言うなら燃費の非常に悪い自動車のようです。わずかな走行距離でガス欠に陥りやすいのです。とくに走る車の量の多い都会の道路は苦手です。ときに急にスピードが出たかと思うと、突然、エンストを起こします。そうなると、イグニッションキーを何度回してもなかなかエンジンがかかりません。ようやくエンジンがかかった頃には陽はもうとっぷりと暮れています。これでは長距離の運転はあきらめるほかありません。ガレージに格納されたままの日々が多くなりました。これまで何度か整備工場に持ってゆきましたが、原因がわからず、修理のしようがないと言われます。バッテリーや点火プラグの交換など、考えられる対策はすべて試みましたが、特効薬はまだ見つかっていません。

無論、こうした過度の疲れやすさだけが慢性うつ病の症状ではありません。しばしば、悲観的になって生きるのが嫌になります。いや、悲しみを通り越して涙も出ません。いっそ死んでしまったら楽になるかもしれないという考えさえ湧いてきます。そんなとき、どう対処すればよいのかについて、当事者の視点から描いたのが、このマンガです。重症のうつ病を体験した者にしかわからない禍々しいリアルさには、精神科医といえども圧倒されてしまいます（美少女マンガゆえにかろうじて救われているようです）。

念のために申しますが、こうしたマンガを描く作業は、とおりすがり氏にとって最も燃費の悪いものの一つであり、決してスラスラと描けるわけではありません。むしろ、エンスト、またエンストの連続です。それでも描かずにはおれない衝動がなお彼を生かしているのかもしれないと思います。

〔とおりすがり氏の同人誌『うつ病患者の向精神薬体験記①』は、二〇一五年一二月の東京国際展示場で開催されたコミックマーケット八九に出展され、大きな注目を集めた。翌年には、イギリスのBBCニュースでも紹介された。ここに掲載する漫画は、『こころの科学・メンタル系サバイバルシリーズ』の特集「私はこうしてサバイバルした」（二〇一七）に発表されたものである。〕

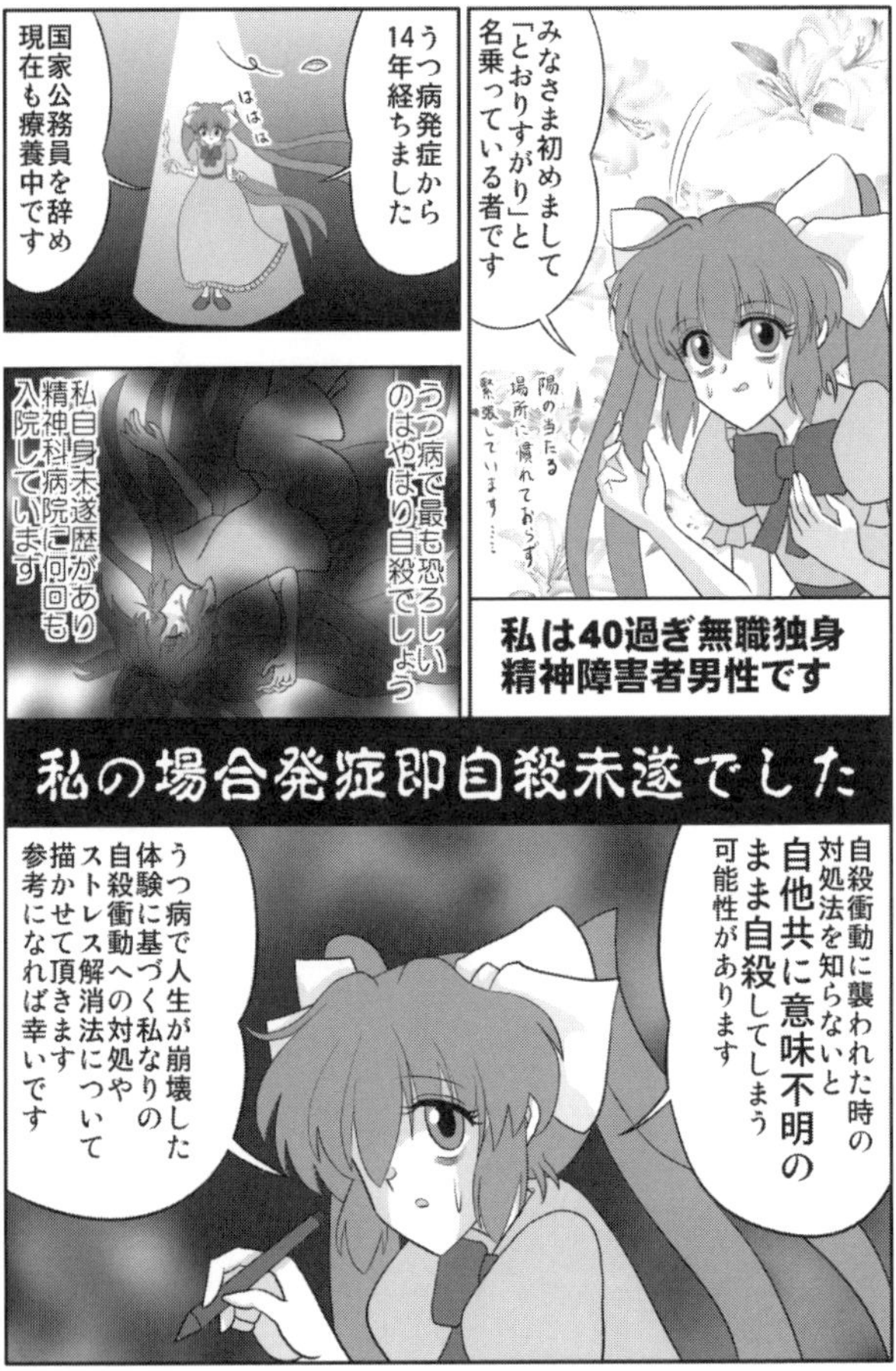

みなさま初めまして「とおりすがり」と名乗っている者です
陽の当たる場所に慣れておらず緊張しています……
うつ病発症から14年経ちました
ははは
国家公務員を辞め現在も療養中です
私は40過ぎ無職独身精神障害者男性です
うつ病で最も恐ろしいのはやはり自殺でしょう
私自身未遂歴があり精神科病院に何回も入院しています
私の場合発症即自殺未遂でした
自殺衝動に襲われた時の対処法を知らないとまま自他共に意味不明のまま自殺してしまう可能性があります
うつ病で人生が崩壊した体験に基づく私なりの自殺衝動への対処やストレス解消法について描かせて頂きます参考になれば幸いです

※この漫画に書かれていることは、あくまで「私の場合」です。
ご自身の健康問題については、医療機関にご相談下さい。

①

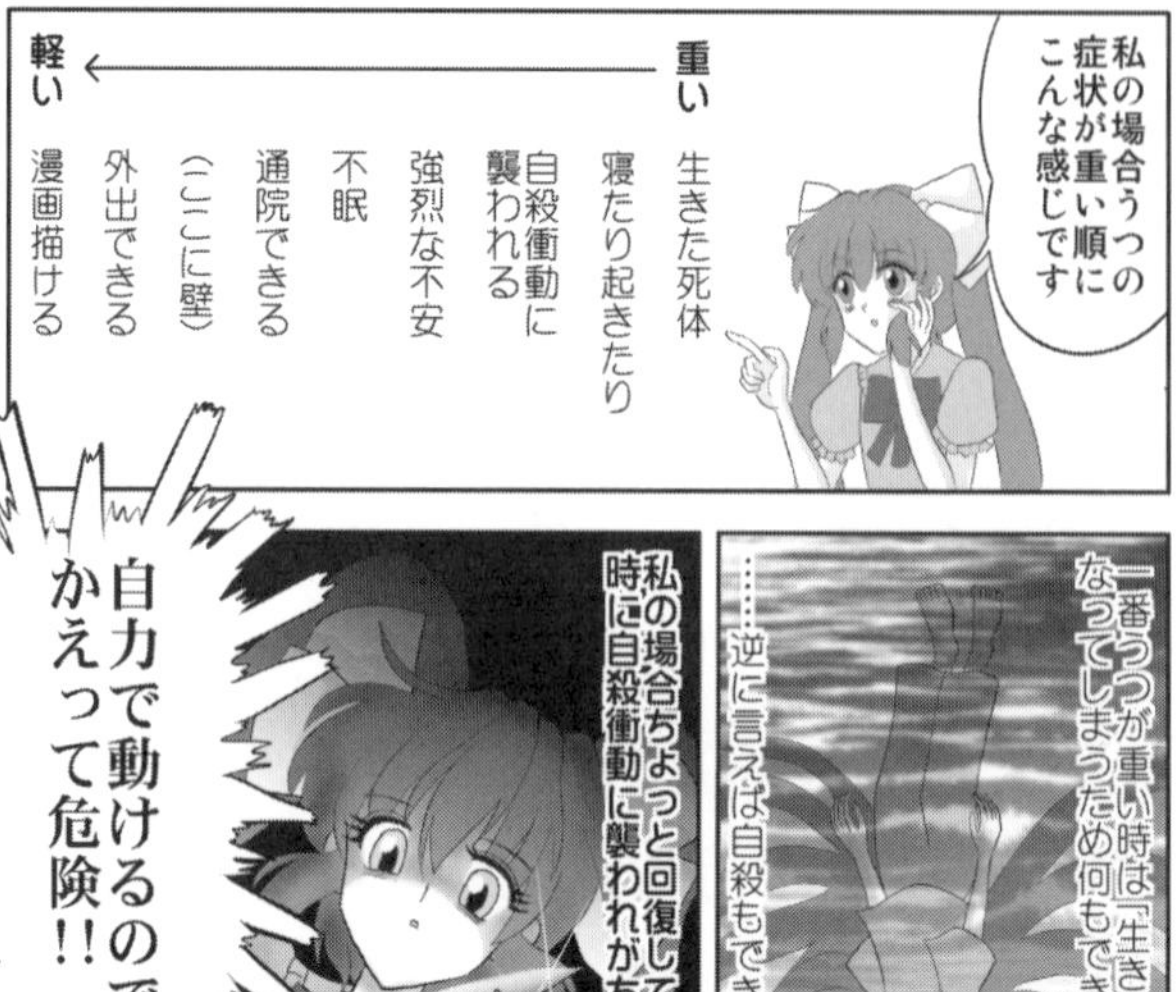

私の場合うつの症状が重い順にこんな感じです
重い
生きた死体
寝たり起きたり
自殺衝動に襲われる
強烈な不安
不眠
通院できる
（ここに壁）
外出できる
漫画描ける
軽い
一番うつが重い時は「生きた死体」になってしまうため何もできず……
……逆に言えば自殺もできません
私の場合ちょっと回復してきた時に自殺衝動に襲われがちです
自力で動けるのでかえって危険!!
平成14年10月の発症時
もうダメだ
死ぬしかない
未だに意味不明の展開で首吊り自殺寸前でしたが
両親のことを思い出し
大丈夫?
こんな時間にごめん…
今は胸痛くない?
はい……
電話して助かりました
まず誰かに相談!

※一部著者の同人誌「うつ病患者の向精神薬体験談①」から引用

②

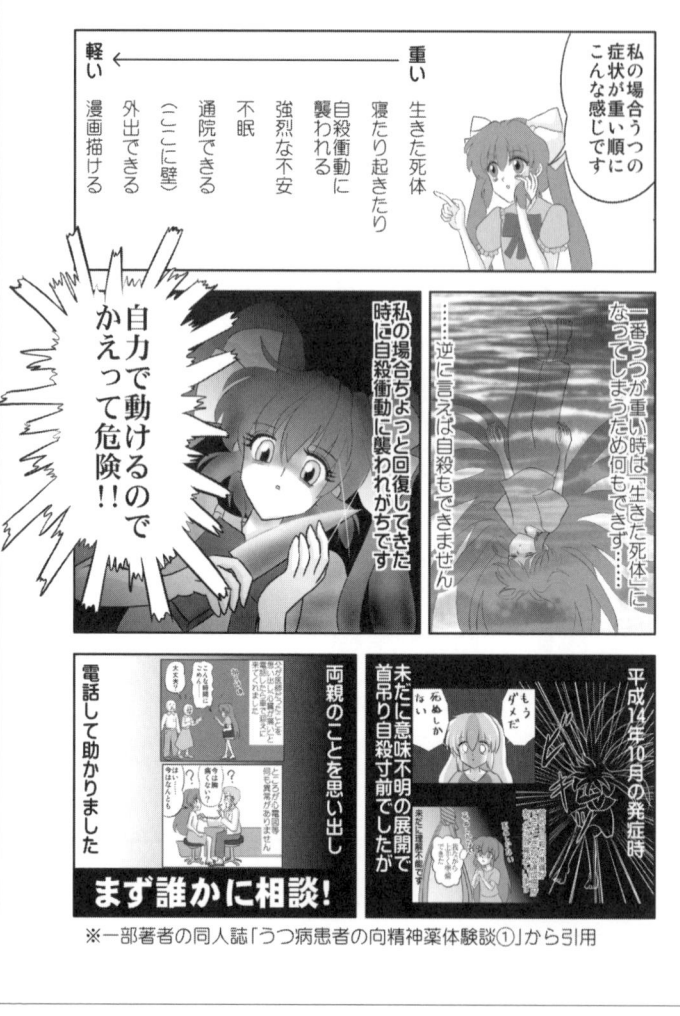

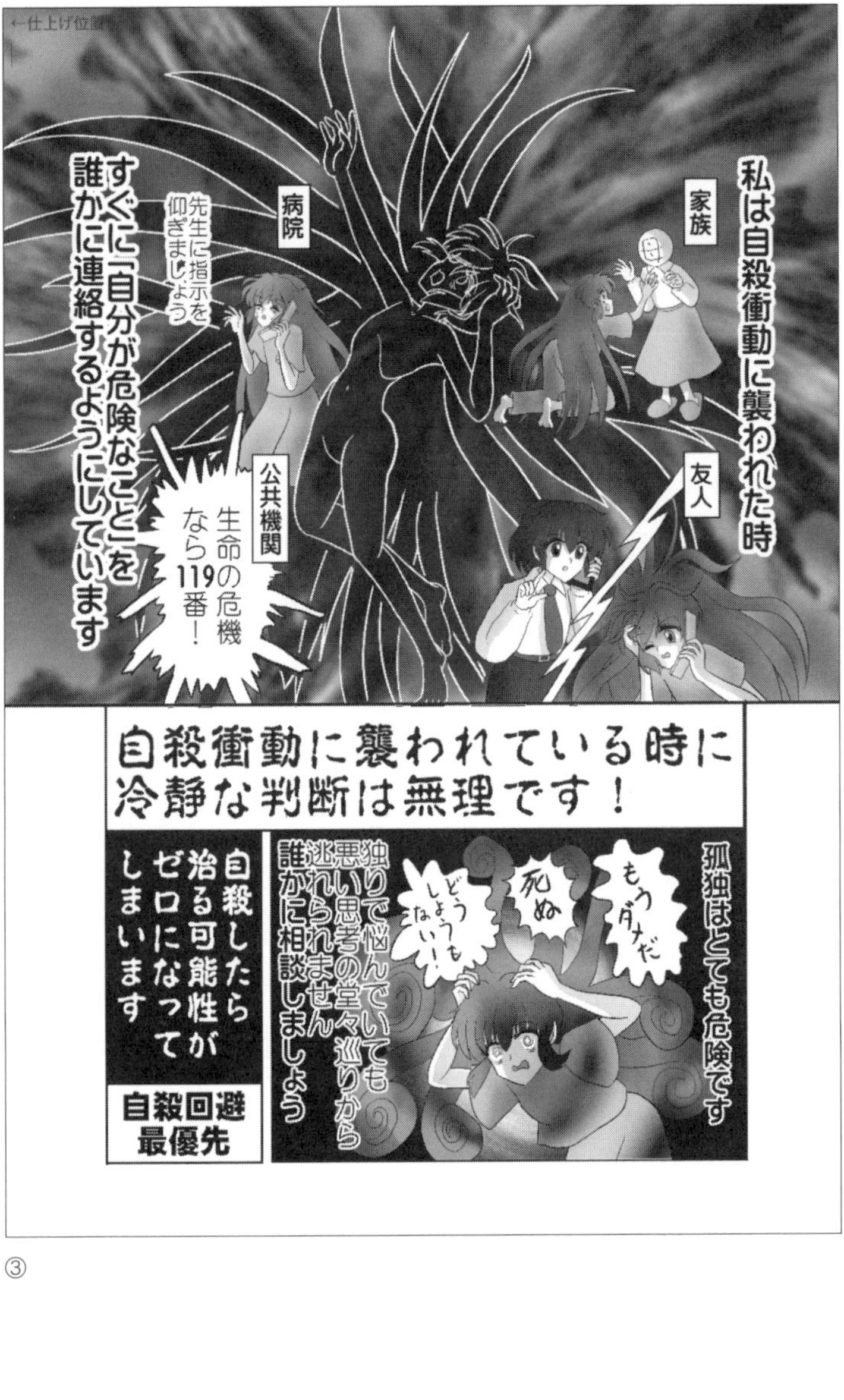
←仕上げ位置
私は自殺衝動に襲われた時
家族
友人
病院
先生に指示を仰ぎましょう
公共機関
生命の危機なら119番！
すぐに「自分が危険なこと」を誰かに連絡するようにしています
自殺衝動に襲われている時に冷静な判断は無理です！
孤独はとても危険です
もうダメだ
死ぬ
どうしようもない！
独りで悩んでいても悪い思考の堂々巡りから逃れられません
誰かに相談しましょう
自殺したら治る可能性がゼロになってしまいます
自殺回避最優先

③

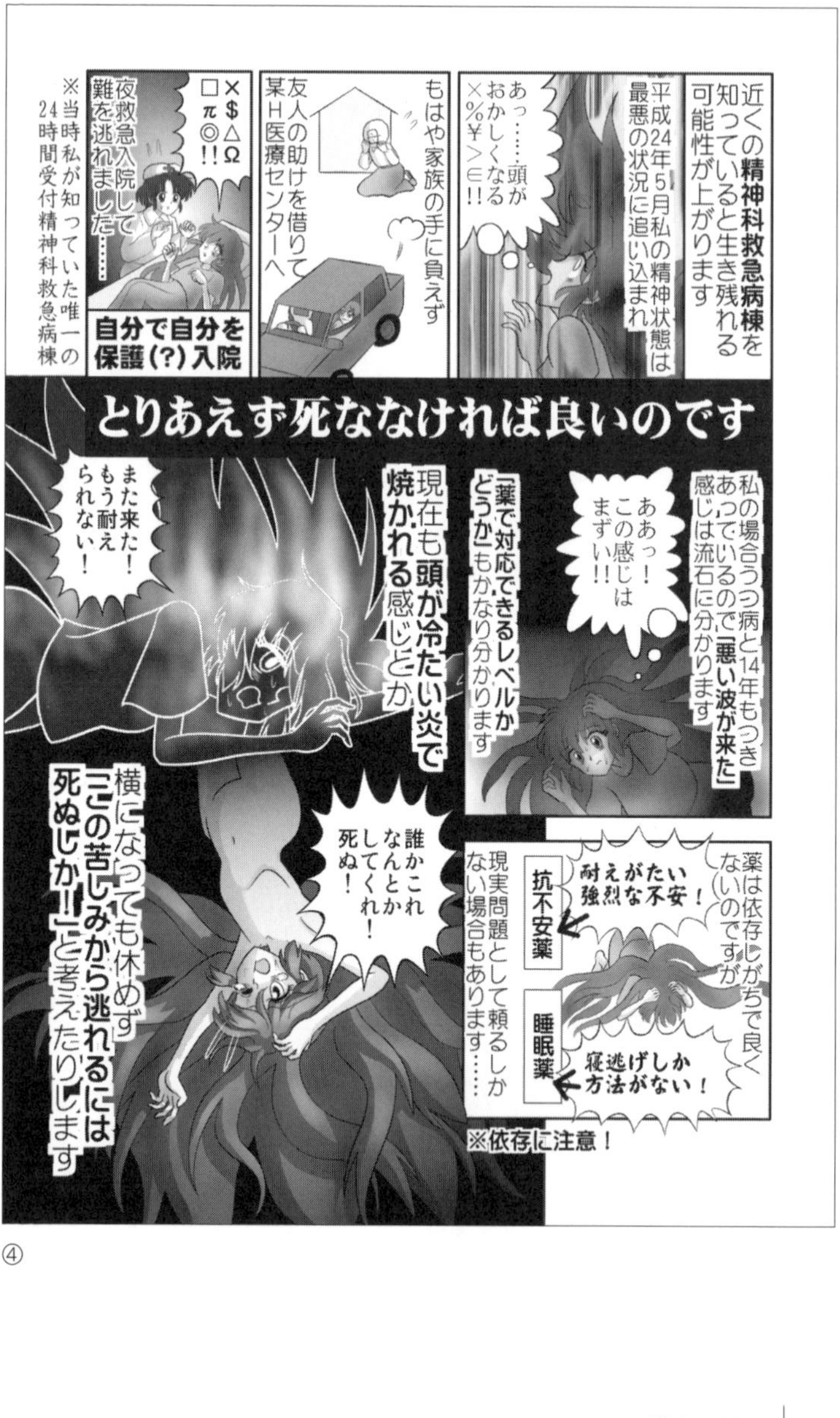

近くの精神科救急病棟を知っていると生き残れる可能性が上がります
平成24年5月私の精神状態は最悪の状況に追い込まれ
あっ……頭がおかしくなる×%¥＞∈!!
もはや家族の手に負えず
友人の助けを借りて某H医療センターへ
×$△Ω□π◎!!
夜救急入院して難を逃れました……
自分で自分を保護(?)入院
※当時私が知っていた唯一の24時間受付精神科救急病棟
とりあえず死ななければ良いのです
私の場合うつ病と14年もつきあっているので「悪い波が来た」感じは流石に分かります
ああっ！この感じはまずい!!
「薬で対応できるレベルかどうか」もかなり分かります
現在も頭が冷たい炎で焼かれる感じとか
また来た！もう耐えられない！
薬は依存しがちで良くないのですが
耐えがたい強烈な不安！
抗不安薬
寝逃げしか方法がない！
睡眠薬
現実問題として頼るしかない場合もあります……
※依存に注意！
誰かこれなんとかしてくれ！死ぬ！
横になっても休めず「この苦しみから逃れるには死ぬしか!!」と考えたりします

④

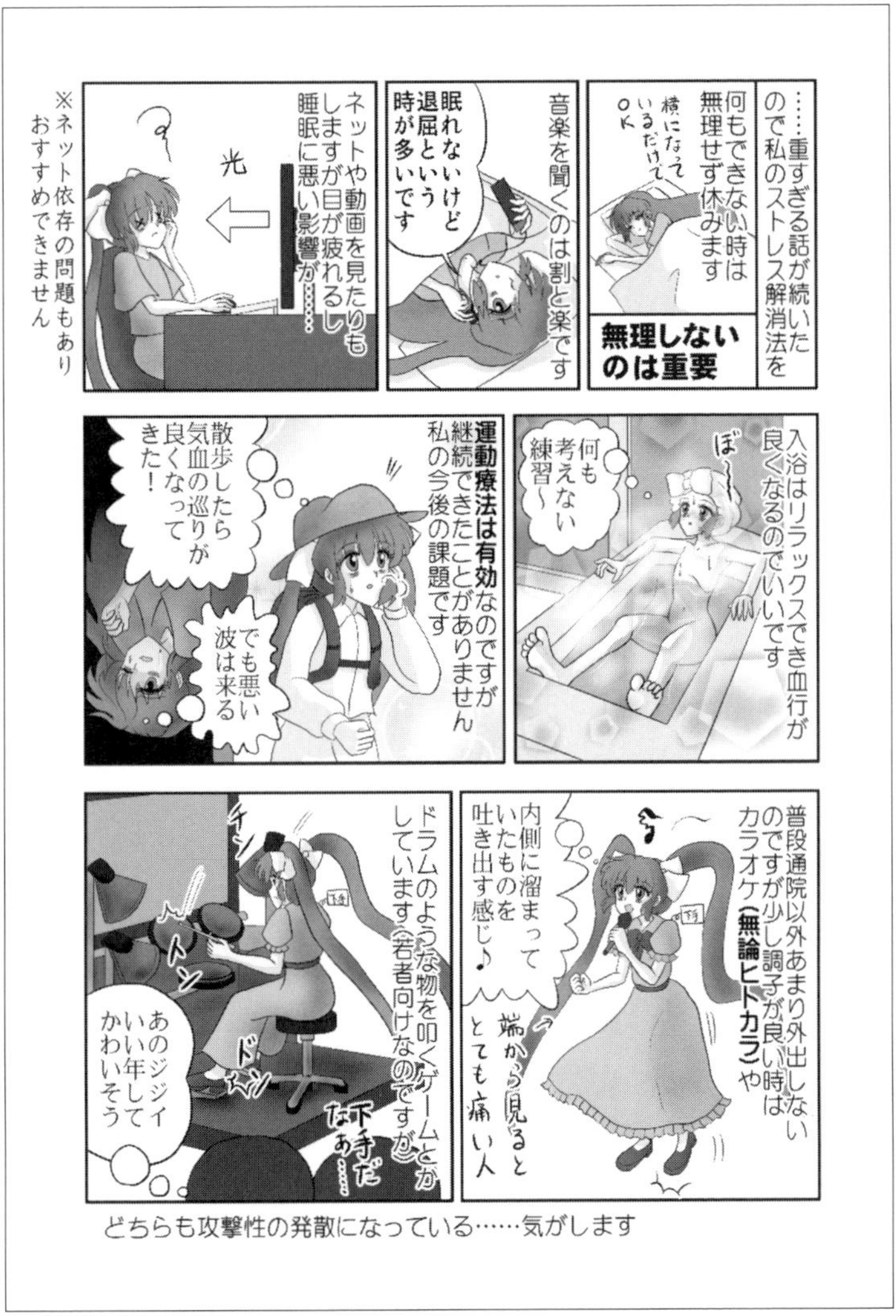
普段通院以外あまり外出しないのですが少し調子が良い時はカラオケ（無論ヒトカラ）や
内側に溜まっていたものを吐き出す感じ♪
端から見るととても痛い人
ドラムのような物を叩くゲームとかしています（若者向けなのですが）
チン
ドン
ドン
下手だなぁ……
あのジジイいい年してかわいそう
入浴はリラックスでき血行が良くなるのでいいです
ぼ～
何も考えない練習～
運動療法は有効なのですが継続できたことがありません私の今後の課題です
散歩したら気血の巡りが良くなってきた！
でも悪い波は来る
……重すぎる話が続いたので私のストレス解消法を
何もできない時は無理せず休みます
横になっているだけでOK
無理しないのは重要
音楽を聞くのは割と楽です
眠れないけど退屈という時が多いです
ネットや動画を見たりもしますが目が疲れるし睡眠に悪い影響が……
光
※ネット依存の問題もありおすすめできません
どちらも攻撃性の発散になっている……気がします

⑤

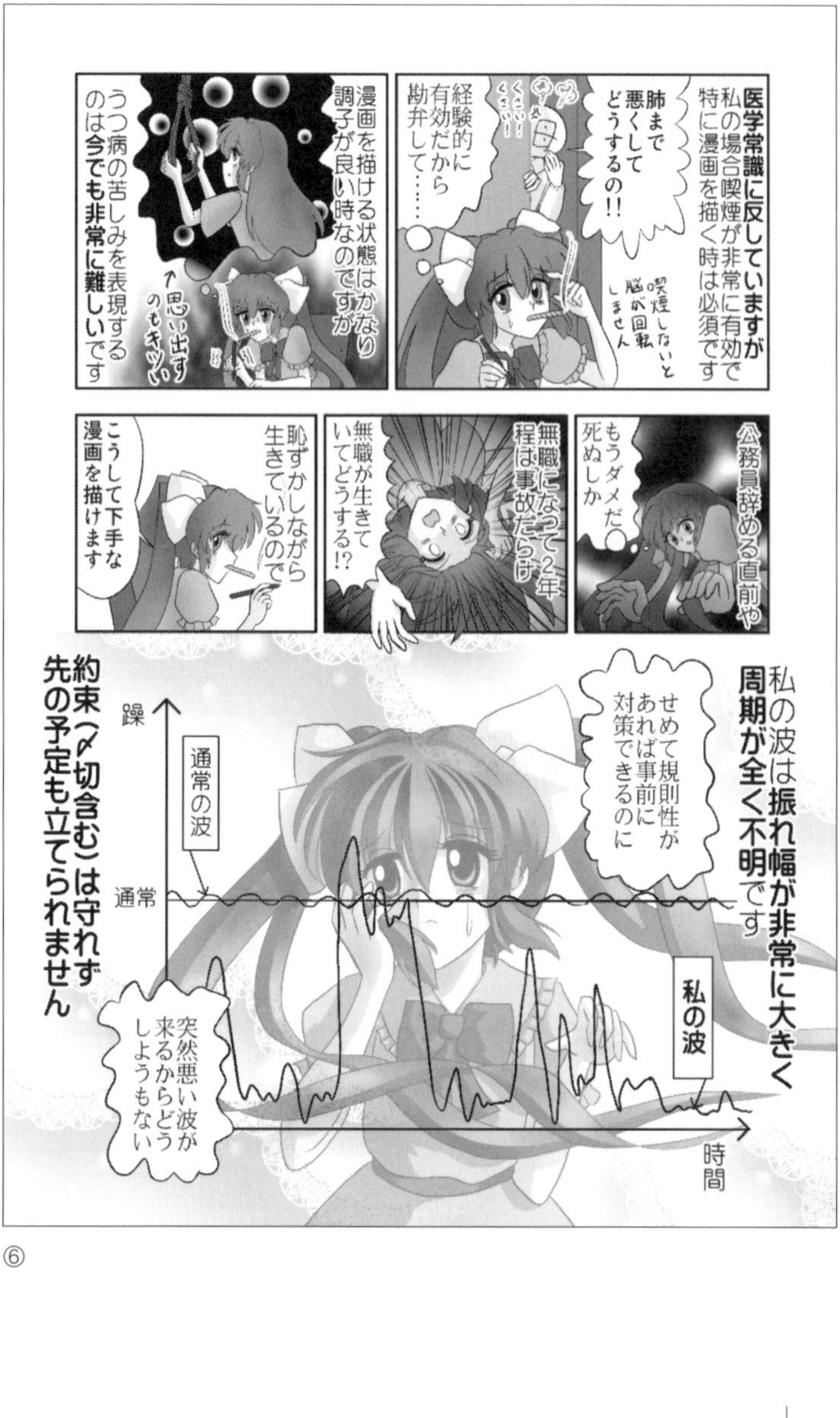

医学常識に反していますが私の場合喫煙が非常に有効で特に漫画を描く時は必須です
喫煙しないと脳が回転しません
肺まで悪くしてどうするの!!
くさい…くさい…
経験的に有効だから勘弁して……
漫画を描ける状態はかなり調子が良い時なのですが
思い出すのもキツい
うつ病の苦しみを表現するのは今でも非常に難しいです
公務員辞める直前や
もうダメだ死ぬしか
無職になって2年程は事故だらけ
無職が生きていてどうする!?
恥ずかしながら生きているので
こうして下手な漫画を描けます
私の波は振れ幅が非常に大きく周期が全く不明です
せめて規則性があれば事前に対策できるのに
躁
通常の波
通常
私の波
突然悪い波が来るからどうしようもない
時間
約束(〆切含む)は守れず先の予定も立てられません

⑥

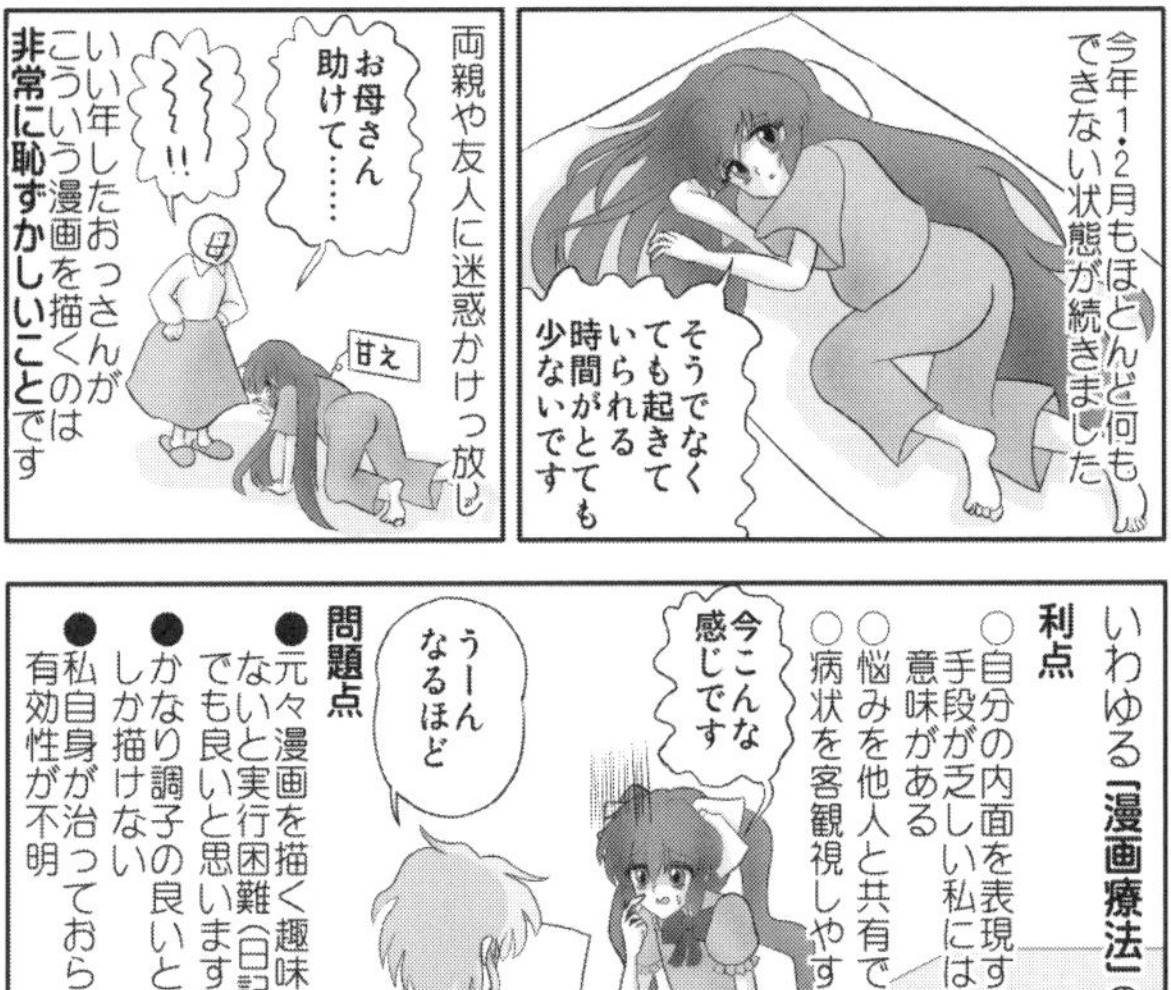

今年1・2月もほとんど何もできない状態が続きました
そうでなくても起きていられる時間がとても少ないです
両親や友人に迷惑かけっ放し
お母さん助けて……
甘え
〜〜〜〜〜!!
いい年したおっさんがこういう漫画を描くのは非常に恥ずかしいことです
いわゆる「漫画療法」の実際
利点
○自分の内面を表現する手段が乏しい私には意味がある
○悩みを他人と共有できる
○病状を客観視しやすい
今こんな感じです
うーんなるほど
問題点
●元々漫画を描く趣味がないと実行困難(日記でも良いと思います)
●かなり調子の良いときしか描けない
●私自身が治っておらず有効性が不明
現状では「生き恥の切り売り」を続けることしかできません
この先他にどうすれば良いか考えることもできない状態です
私の失敗人生漫画
平成29年6月現在私は存命です
お目通し頂き本当にありがとうございました
おわり

⑦

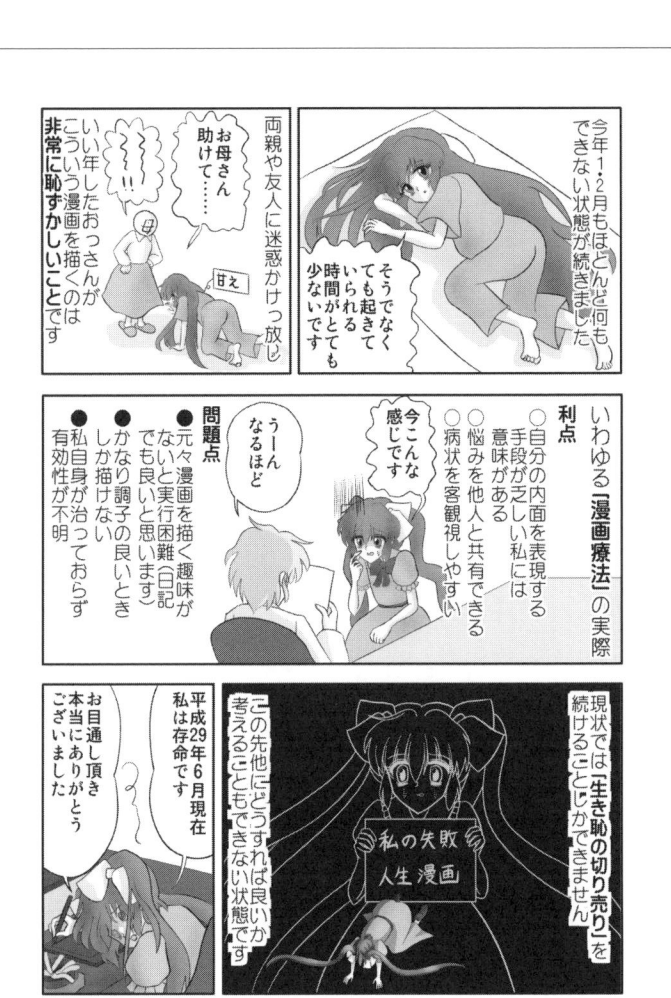

世界精神医学会ブエノスアイレス大会紀行

第一五回世界精神医学会総会（World Congress of Psychiatry: WCP）は、本年（二〇一一）九月一八日より二二日の期間、南米アルゼンチンの首都、ブエノスアイレスにて開催された。福岡空港を離陸して三〇時間以上、「母をたずねて三千里」と幾度となく呟いた長旅に疲労困憊した私を待っていたのは、学会場の混乱と喧噪であった。

今回、南米で最初に開催されたWCPであり、周辺のウルグアイ、ブラジル、チリ、ペルーなどの国々からも多数の参加者があった。主催者によれば一万三〇〇〇名に達したらしい。ところが、会場は、市内の大きなホテルとはいえ、とても一万名を超える出席者を擁するだけのキャパシティがあるとは思えず、どの会場もすぐに満杯となった。なにより、運営面での不備が目立った。なにしろ、事前登録をしていたにもかかわらずネームカードとプログラム・抄録集を受け取るのに三時間も列に並ばなければならなかったのである。行列は、受付のあるフロアから上のフロアに上がり、とうとう戸外にまで長く続いていた。皆、わいわい、がやがやお喋りをしながら、数時間を過ごすのである。私も前に並んだエジプトの精神科医と一緒になって学会事務局をののしった。時々、死者も出るサッカー場の群集もこんな感じなのだろう。ようやく自分の番が回ってくると、学生のような若い女の子が手作業でネームカードをプリントしてくれた。やれやれ、これでは時間がかかるはずである。その上、会場の案内も十分ではなく、PCプロジェクタの受付も誰かに聞いて探り当て、自分で勝手に端末を操作して原稿を登録した。シャトルバスはなし、ランチタイムは食べ物にありつけるまでに一時間以上かかる等々、万事がこの調子である。最後は、ここは南米である、風土も気候（日本のちょうど地球の反対側に位置するので、春先であった）も異なれば、時間感覚も違うと達観するほかはなかった。

混雑する会場で邂逅する日本人もまばらではあったが、新福尚隆先生がオーガナイズされたひきこもり（Hikikomori）の国際共同研究に関するシンポジウムや金吉晴先生、秋山剛先生らによる東日本大震災関連のワークショップは、海外の関心も高く、各国の参加者から熱心な質問が寄せられていた。

国際学会といっても、これまで私は欧米や中韓で開催された学会にしか行ったことがない。その点、今回のＷＣＰに参加して、世界各国に固有の精神医学の歴史があり、それぞれに抱える問題があると強く感じた。例えば、開催国のアルゼンチンでは、今も精神分析学が重要な位置を占める。これは、一九八〇年代初頭までこの国を支配し続けた軍事政権との微妙な緊張関係の上に築かれたものらしい。ＷＣＰの基調講演の講師も、英国の精神分析医、ピーター・フォナギー（Peter Fonagy）氏であった。もっとも現在は、一〇年前の経済破綻以来、貧困層におけるメンタルヘルス政策が急務の課題となっている。

世界にはＤＳＭに象徴される米国精神医学以外の精神医学の文化が現在も色々とある。今回のＷＣＰでは米国精神医学に対抗する立場からの発言も結構聴くことができた。必ずしも米国精神医学に組みしない主張の発信の場であることも、ＷＣＰの意義の一つに違いない。このことは、二〇〇二年のＷＣＰ横浜大会のときにはあまり感じなかった。そう思うと、運営に対する不満と疲ればかりを口にしていた今回の旅も、それなりに豊かな収穫があったように感じられるから、人の心とは不思議である。今は、街中で聴いた哀愁に満ちたタンゴの響きが耳の奥に残っている。

脳科学に接近する精神療法のゆくえ

一昨年〔二〇一三〕の秋、ノーベル生理学・医学賞受賞者のエリック・カンデル（Eric Kandel）博士は、『ニューヨークタイムズ』誌に、「精神療法は生物学的治療法、ブレイン・セラピーである」という主旨の原稿を寄せ、話題となった。[1] フロイト（Sigmund Freud）の住居にほど近いウィーンの市街地で幼年時代を過ごしたカンデルの精神分析びいきはよく知られている（アメリカ精神分析協会の名誉会員である）が、精神療法は、学習のプロセスと同様に、脳に持続的で検出可能な物質的変化をもたらしうると主張した。

カンデルが強調するまでもなく、とくに北米の精神療法一派の最近の脳科学への傾倒は注目される。それも脳画像を取り込んだ臨床研究や理論仮説が非常に多い。試みに、医中誌ウェブ（医学中央雑誌PubMed）で“psychotherapy”と“neuroimaging”の二つのキーワードを検索にかけてみると、二〇〇八年以降、両キーワードに関連する文献件数は著しく増加しており、現在、年間三五〇もの文献がヒットする。こうした精神療法の脳画像研究の嚆矢となったのは、二〇〇二年頃に発表されたプラセボ効果に関する研究であろう。精神療法といえども、“Seeing is believing”というわけか。

さらに最近は、各流派の理論や技法の説明にも脳科学的な知見が積極的に取り入れられつつあり、一連のテキストを紐解くと、神経可塑性、前頭前野背外側部、前帯状回、海馬、扁桃体などの用語が頻出する。不安に伴う身体の反応は、脳内の警報システムの中枢である扁桃体のスイッチオンで説明され、それをコントロールするために前頭葉機能の強化が強調される。かくて、"neuro-"という接頭辞を冠した精神療法関連の文献や書籍を多数見ることができる。"neuroscience-based cognitive therapy"しかり、"neuro-hypnotism"しかり、はたまた"neuro-psychoanalysis"というのまである。こうした北米における精神療法のトレンドを覗き見ると、わが国の神田橋[2]がフラッシュバックのある患者の帯状回あたりに「邪気が見える」と言うのも、意外と時代の最先端を行くもののように思えてくる。今後の精神療法が目指すべき一種の理想が提示されているからである。彼の地であれば、さしずめ、"neuro-Kandabashi"と呼ばれるであろう。

今日、精神療法と脳の関係について、最も科学的なデータを提供しつつあるのは、マインドフルネスに基づく精神療法の一派である。なかでもマインドフルネス・ストレス低減法（MBSR）の提唱者、カバット・ジン（Kabat-Zinn）のグループと共同研究しているサラ・ラザール（Sara Lazar）らは、最近数年間におびただしい量の業績を挙げている。ラザールは精神科医だが、彼女自身、医学生時代に交通事故による後遺症を被ったことを契機にヴィパッサナー瞑想を始めたのであるという。彼女のように、研究者自らがマインドフルネス瞑想の実践者であることが少なくないのも、この領域の脳科学研究の特色である。ラザールらの業績のなかでとくに注目されるのは、M

ＢＳＲの瞑想トレーニングの結果、後部帯状回や側頭－頭頂接合部位、および小脳などの脳部位で灰白質の容量が増加しているという形態画像の研究である。[3] 彼らはまた、脳磁図やｆＭＲＩを用いた研究によっても、瞑想が不安を軽減するメカニズムを解明しつつある。一連の研究によれば、瞑想によって、前頭前野の活性化が注意の焦点化を促すこと、また、体性感覚の最終的な入力部位である島や側頭－頭頂接合の活性化が身体感覚への気づきを深めること、さらに、前頭前野の活性化が前頭葉－扁桃の連関を増強して情動を制御することが示唆され、「マインドフルネス・ブレイン」仮説として定着しつつある。[4] これはいかにも説得力がある。

もっとも、最近のメタ解析研究によれば、瞑想による脳の形態学的変化の効果サイズは〇・四六という中等度の効果として認められるものの、出版バイアスや方法論的問題も指摘されており、結果の解釈にはなお慎重を期すべきであるようだ。[5] そもそも、瞑想プログラムの効果自体に関しても、他の有効な治療法（薬物やエクササイズ、行動療法など）と比較して明らかな相違があるのかどうかも、まだはっきりしない。[6]

しかし、私は、マインドフルネスをはじめとする精神療法の脳科学は、一九八〇年代以降の標準化された精神療法の実証的研究とは、また少し違う方向を目指しつつあるように感じている。それらは、精神療法における「個」の体験のプロセスに再び重きを置いており、「個」の変容の生物的基盤を明らかにしようとしているのである。たとえば、ジャドソン・ブルーアーら[7]が報告したｆＭＲＩ研究は刮目に価する。熟練した瞑想家の瞑想中の主観的体験（例えば、対象を選定しない気づきや慈愛、あるいは集中の各瞑想体験）の相違によってデフォルトモード・ネットワークと呼ばれる自己認識や見当識に関連する脳領域の活動に相違があることが示されたのである。すなわち、個人の主観的な体験に対応した脳活動の検出が可能であることが示唆される。チベット密教の研究家である永沢哲[8]によれば、今日の瞑想の脳科学は、自らが瞑想の実践者でもある科学者が、瞑想によって自分が直接経験した変容（一人称的体験）を三人称的な脳科学の理論や実験と結びつけることで発展してきたのであるという。神経現象学（neurophenomelogy）やスピリチュアル・ニューロサイエンスと呼ばれる新領域まであるらしい。

振り返ってみると、一人称的体験と三人称的科学の連結は、かのウィリアム・ジェイムス（William James）以来のアメリカ心理学の伝統であり、一九世紀後半の力動精神療法の誕生とも関わりが深い。すなわち、一九世紀半ばに北米に生じた心霊術という一種の信仰回復運動がヨーロッパに波及し、それが自然科学と結びついて、心霊科学が成立するとともに、再び脚光を浴びたメスメリズムから催眠という現象が抽出されていった。近代の西洋知識人が東洋思想に注目するのも、その頃に始まる。そう考えると、昨今の精神療法の脳科学への接近は、精神療法の「先祖返り」のようにも思えるし、「新たな胎動」なのかもしれない。越川房子[9]は、マインドフルネスの科学が、「個人のメンタルヘルスを超えて現代社会の大きな課題である真の共生社会の実現に大きく貢献する道筋になると感じている」と言う。私も、単なるブーム以上の新しい何かが先に待っているような、そんなロマンチックな期待を抱いている。

〔参考文献〕
（一）Kandel, E.: The new science of mind. *The New York Times*, September 6, 2013.
（二）神田橋條治『神田橋條治 精神科講義』創元社、二〇一二
（三）Hölzel, B.K., Carmody, J. & Vangel, M. et al. : Mindfulness practice leads to increases in regional brain grey matter density. *Psychiatry Research: Neuroimaging*, 191: 36-43, 2011.
（四）Tang, Y., Hölzel, B.K., Posner, M.I.: The neuroscience of mindfulness meditation. *Nature Reviews Neuroscience*, 16: 213-225, 2015.
（五）Fox, K. C. R., Nijeboera, S. & Dixona, M. L. et al. : Is meditation associated with altered brain structure?: A systematic review and meta-analysis of morphometric neuroimaging in meditation practitioners. *Neuroscience Biobehavioral Reviews*, 43: 48-73, 2014.
（六）Goyal, M., Singh, S. & Sibinga, E.M.S. et al.: Meditation programs for psychological stress and well-being: A systematic review and meta-analysis. *JAMA Internal Medicine*, 17: 357-368, 2014.
（七）Brewer, J. A., Worhunsky, P. D. & Gray, J. R. et al.: Meditation experience is associated with differences in default mode network activity and connectivity. *Proceedings of the National Academy Sciences USA*, 108(50) : 20254-20259, 2011.
（八）永沢哲『瞑想する脳科学』（講談社選書メチエ）講談社、二〇一一
（九）越川房子「日本の心理臨床におけるマインドフルネス――これまでとこれから」人間福祉学研究、第七巻一号、四七〜六三頁、二〇一四

相談室臨床に思う

わが国の国立大学の心理相談室において、有料で一般のクライエントの心理面接に応じるようになったのは、一九八〇年のことである。その年、京都大学教育学部の心理教育相談室の有料化が初めて認可された。翌年、九州大学で、その翌年には東京大学で、相次いで心理教育相談室が有料化した。当時、病院でもない教育機関の相談室業務を有料化することに文部省(現・文部科学省)はひどく難色を示したという。それが可能になったのは、同じ時期に国立三大学の教育学部長を、河合隼雄(京大)、前田重治(九大)、佐治守夫(東大)という臨床心理学を専門とする教授がそれぞれ務めていたからであり、三人で団結して粘り強く陳情したことが、時の文部大臣、田中龍夫氏を動かしたと聞いている。現在の私たちが当たり前のように思っている有料の相談室だが、当局の認可を受けるには相当な苦労があったらしい。おかげで大学における有料相談室の開設は、わが国の臨床心理学教育の大きな礎となった。臨床心理士養成が相談室臨床を基本としてきたことは言うまでもない。

長く医療領域で、それも精神医療にたずさわってきた経歴をもつ者として、最初に相談室臨床を経験したときには大いに困惑した。一言でいうと、医療制度のもとで病院や診療所で患者をみることと、教育研究機関のなかの相談室でクライエントと向かい合うこととのあまりのギャップに戸惑ったのである。一種のカルチャー・ショックであった。実は、それまで自分は臨床家として柔軟な判断と対応ができるほうだと自認していた。ところが相談室に来てみると、それまで自分がいかに堅固な制度のもとで患者をみてきたか、さまざまな基準や規制に厳しく縛られて（同時に守られて）臨床にたずさわっていたかを思い知った。制度や構造の相違とはいえ、相談室臨床の場では自分の臨床家としての思考様式はひどく形式ばっていて、なんだか堅苦しいもののように思えたものである。

具体的な例を挙げると、医療の現場ではともかく診断をつける。別にＤＳＭやＩＣＤに基づく診断でなくても良いが、医療専門職に共有されているカテゴリー分類にまずは患者の問題点を落とし込んでみる。そこから個々の治療計画が立てられるのである。その理由は、医療では何より生命がおびやかされる事態の予測と回避が最優先事項であり、それに直結する迅速な診断がきわめて重要なためである。同時に鑑別診断も絶対に必要である。医師や看護師は、その研修の最初の段階から診断と鑑別診断を素早く立てることを徹底的に訓練される。ところが、相談室臨床には、このような発想というか、思考様式がないように思われる。見立てとか、ケース・フォーミュレーションとかいう概念は、精神医学にもあるが、診断が前提であることに変わりはない。それゆえ、心理療法の専門家が、医療領域で「診断を急がない」「診断を保留する」ことの意義を強調すると、ことさら注目を集めるのである。有名なタルコット・パーソンズ（Talcott Parsons）の患者役割（sick role）の理論に従えば、今日の医療制度の下では、疾病の診断がつくことによって患者と治療者双方の権利と義務が社会的にも承認されると言ってもよいだろう。

しかしながら、相談室臨床にしばらくたずさわってみると、医療のような堅い制度や構造に縛られていない、その良さというか、魅力も感じるようになった。例えば、ある分離不安の強い小学生のクライエントは、もしも医療機関を受診してなんらかの診断を下されたならば、いや、診断は何かと考える医師の眼差しだけでも、本人のみならず保護者も萎縮し、さらに事態が悪化するのではないかと思われた。しかし相談室では、間もなく毎回笑顔でプレイセラピーに訪れるようになった。怯える必要のない、柔らかな入口が必要だったのだろう。あるいは、もう何年間もほぼ毎週来談しているクライエントの保護者が、「（来談を終結しても）もう大丈夫だと思うんですけど、子どもが（来談を）続けたいっていうから……お稽古ごとみたいなものですかねえ」と言うのを聞いて、なるほどと思った。そもそも教育機関の附属施設なのであるから、たしかに「治療」よりも「稽古（学習）」、来談の「終結」よりも「卒業」のほうがしっくりとくる。

今般〔二〇一八年〕、最初の国家資格をもった心理職が多数誕生し、法律によって規定された心理職の制度がついに始まろうとしている。その教育と研修のシステムの制度化も急速に進むだろう。その制度化の動きは、好むと好まざるとにかかわらず臨床心理士養成大学院のあり方にも大きく影響しようとしている。当然ながら、新しい制度のもとで心理相談室も、そのあり方を徐々に変えてゆかざるを得なくなるだろう。例えば、面接記録の書式やスタッフの配置に一定の基準が求められるようになるかもしれない（当分はまだ先のことと信じたいが）。一つだけはっきりしているのは、私たちの業務が果てしなく煩雑になってしまうことだ。それゆえ、否応なく効率化が求められるようになるだろう。法律によって私たちの業務が保証され、管理されるというのは、つまるところ、そういうことなのだ。今や自分にとって大きな位置を占める有料相談室が、これからどうなってゆくのか、どうあるべきなのか、私は頭をひねっている。

パンデミックと復活の日

現在（二〇二〇年三月）、世界はＣＯＶＩＤ－19（新型コロナウイルス）の脅威にさらされている。当初は、中国の一部地域における未知の肺炎の流行に過ぎず、終息するのは時間の問題と思われていたが、わずか二ヵ月余りの間に状況は一変した。いまやパンデミックと呼ばれる世界的大流行の様相を呈し、各国はその感染拡大の抑止に躍起になっている。多くの国々で人々の行き交いが制限され、大勢が集まる会場や施設が封鎖されるなど、日常生活は大きな制約を強いられている。こういうときこそ、インターネットによる情報が頼りだが、日々、伝えられる状況は不安を掻き立てられるものばかりで、さまざまな「専門家」の見解や助言もあてにはできなくなっている。どうやら私たちがこれまで体験したことのない不測の事態が進行しつつあるらしい。未だこの先の見通しが立たない懸念から株価が暴落し、人々は衛生用品や生活必需品の買い占めに奔走する。

子どもたちの生活に対する影響も大きい。日本を含む多くの国々で、学校が閉鎖を余儀なくされた。わが国では卒業式や入学式の中止が相次いでいる。現在、世界中で五億人を超える子どもたちの教育を受ける機会が一時的に奪われているという。これをきっかけに授業のオンライン化が進むだろう。ひょっとすると、文部科学省が推進するＩＣＴ教育の歴史的分岐点になるかもしれない。

実は、現在、私たちが遭遇している未曾有の困難な状況こそ、ＩＣＴ教育に限らず、子どもの教育のあり方を改めて考える格好の機会になるかもしれないと思う。例えば、全国一斉休校の措置に多少救われた子どももいる。不登校が続き、進級できるかどうかを危ぶんでいた子どもたちである。学校に行かなくてよくなって安堵している彼らを見ていると、改めて学校に通う意義は何だろうかと思う。すでに制度上は、不登校の子どもにも、学校に通うことなく、教育を受ける権利が保障されているが、これを機に一般の常識も変わることを期待できないものだろうか。

学校のみならず塾や図書館も休みになって、子どもたちが自宅にひきこもってインターネット上の動画やゲームに熱中することを心配する保護者も少なくない。こんな折も折、ある自治体で子どものゲームやスマホの使用時間を制限する条例が制定されたというニュースを聞いた。報道によれば、条例制定の目的は、子どものインターネットやゲームの依存を防止するためらしく、一八歳未満のゲーム時間は一日六〇分（休日は九〇分）まで、小中学生以下は午後九時、高校生などは同一〇時以降、スマホなどの使用を控えることを家庭のルールづくりの目安とするよう保護者に求めるという。これまで青少年にとって有害な情報サイトにフィルタリング（アクセス制限）を求める条例は制定されてきたが、家庭のルールの目安とはいえ、ここまで具体的な時間制限を示したものは初めてである。

こうした制限を制度として設けることが果たしてどれほど有効なものか、疑問視する依存症医療の専門家は多い。ある専門家は、またしても子どもが親に隠し事を作らねばならなくなり、ゲームをめぐって、大人と本当のことを話し合う機会が失われてしまうと批判している。私も条例を制定した人たちは、子どもを文字通り「子ども扱い」していると思う。子どもを甘く見てはいけない。子どもはいつも大人を見ているのである。小学校高学年にもなれば、くだんの条文を見て思うだろう。どうして大人なら夜半過ぎても無制限にネットサーフィンに興じることが許されるのか。依存症予防が目的なら、なぜ大人がパチンコで遊ぶ時間も一日六〇分に制限しないのか。こうした子どもたちの疑問、いや、抗議に現代の大人たちはどう応えるだろうか。子どもと大人の関係によって、色々な対応があるだろう。ただ、まだあなたが子どもを信じているのであれば、「そうは言っても、ネットやスマホに頼ることは止められないよねえ、だって誰にも知られたくないことや聞けないことがわかるし、便利だよね」と、自らのありのままを認めてはどうだろう。そこから子どもと本当のことを話し合う機会が生まれるならば、先の条例もまったく無意味とはいえないかもしれない。

今般のパンデミックの災禍のように、大人も子どもも将来に不安を感じ、困惑しているときこそ、親子にとって大切な時間のように感じられる。このときこそ、ネットには書かれていない大人の経験や知識を伝えられる機会かもしれない。事実、今の私には自分自身の子ども時代の記憶がなぜか無性によみがえってくる。その頃の日本は、高度成長期の真っただ中にあり、世の中全体が繁栄を謳歌していた。大人も子どもも安穏とした平和な時代であった。ただ、オイルショック直後のトイレットペーパー騒動は生々しく覚えており、今回、フラッシュバックした。

もう一つ、思い出したのが、ＳＦ作家、小松左京の小説『復活の日』である。この小説は、生物兵器として開発された未知の病原体によるパンデミックのために滅亡する人類の顚末を描いたパニックサスペンスの傑作であり、後に映画にもなった。早熟な少年であった私は、同小説に描かれる医療崩壊の地獄絵図——次々に運び込まれる謎の感染症患者で病院は混乱を極め、やがては医師たちも倒れてゆく——に戦慄した記憶がある。

その初版のあとがきに小松は次のように書いている。

偶然に翻弄され、破局におちいる世界の物語を描いたところで、私が人類に絶望していたり、未来に対してペシミスティックであると思わないでいただきたい。（中略）さまざまな幻想をはぎとられ、断崖の端に立つ自分の真の姿を発見することができた時、人間は結局『理知的に』ふるまうことをおぼえるだろうからである。（小松左京『復活の日』（改訂初版）、角川文庫、二〇一八）

驚いたことに初版は、先の東京オリンピックが開催された一九六四年に出版されているが、今の私たちへのメッセージのようにさえ思われる。実は、今般、オンラインの電子書籍により久しぶりに再読した。かくも便利なインターネットの時代においても、今後も伝承は引き継がれてゆくだろう。

論文の書き方——学会誌に掲載されるために

投稿論文を査読する視点

投稿された論文は、まず複数の査読者によって査読される。その後、査読者の意見をもとに編集委員会にて審査され、学会誌に掲載すべき論文として受理するか、一部修正の上、受理するか、あるいは修正された再投稿論文を改めて審査するか、はたまた掲載するべきではないと判断され、受理せず、返却するかを決定する。

査読する際のポイントとして、投稿された論文が、重要かつ新しい知見が含まれているか、十分な論拠によって結論が導かれているか、十分に簡潔か、タイトルは適切か、および論文として適切で読みやすい文章かという五つの点に注目する。

これに加えて、近年の論文査読の傾向というか、査読者の視点がある。しかし、これは、私個人の見解であり、編集委員会全体を代表する意見ではないことを断っておきたい。

それはまず、学会誌に掲載される論文は、当然ながら当学会（日本精神神経学会）の一般会員（精神科医）に理解が容易で、日々の臨床に役立つような知見や提言を含むものが好ましいという点である。たとえ興味深い論文であっても、あまりに内容が専門的すぎる場合は、より専門誌への投稿を勧めることがある。一九九〇年代までは、たった一症例のみの治療経験に基づく重厚な精神病理学論考やたかだか十数例程度の自験例を後方視的に調査して恣意的に類型化するような研究論文も、本学会誌に掲載されたものだが、その手の論文はもはや時代遅れといわざるを得ない。また、学術誌であって同人誌ではないので、対象や関心があまりに偏っていたり、学会の理念や指針と明らかに異なったりする論文の扱いには慎重にならざるを得ない。さらに利益相反の観点から特定の製薬企業が関与した臨床治験の報告も受理しがたいといえる。

それでは、次にこんな投稿論文は困るという架空の一例をお示しして、なぜ受理できないのかを査読意見から説明してみよう。著者自身は、非常に重要な発見であると確信をもって投稿しているのだが、残念ながら、先に述べたような査読の観点から「返却（受理しない）」と判断される例である。

こんな投稿論文（架空例）は困る!?

［論文タイトル］：そのとき精神医学が動いた――クレッペリン対ウェルニッケ論争の展開と今日的意義

［論文抄録］：エミール・クレッペリン（Emil Kraepelin）は、今日、精神医学における精神疾患分類の元祖として君臨しているが、有名な『精神医学教科書』第五版（一八九六）は必ずしも出版当初から評価が高かったわけではない。実は、当時のドイツ精神医学界の主流はカール・ウェルニッ

ケ（Carl Wernicke）の一派であり、彼らが唱える精神症状の病態論的分類のほうが、クレッペリン派が主張した病因、症候、および経過（転帰）による分類よりも支持されていた。そもそも、教科書ばかり書いて専門誌に掲載された学術論文が少ないクレッペリンに対する学界の評価はあまり芳しいものではなかったのであり、これは今日の医学部教授選考の状況を考えれば想像に難くない。ところが一九〇五年六月に突如「そのとき精神医学が動いた」。ウェルニッケが保養先のテューリンゲンの森でサイクリング中に大木に衝突し、その怪我がもとで亡くなったのである（享年五七歳）。彼の死はクレッペリン派がドイツ精神医学界において台頭する契機となった。本稿では、もしウェルニッケが事故死しなければ、すなわち、クレッペリンの業績が黙殺されたままであったならば、その後の精神疾患分類はどのように変遷したかを検討し、クレッペリン対ウェルニッケ論争の今日的意義を問い直す。

査読意見（架空例）

二〇世紀初頭のクレッペリンとウェルニッケの論争を振り返り、その今日的意義を検討する話題として興味深い精神医学史のエピソードを紹介している。しかしながら、あまりに著者の関心がウェルニッケの事故死に集中し（当時の死亡記事の発見はお手柄といえるが）、カールバウム（Karl Kahlbaum）ら、クレッペリンの先駆者の業績、さらに、クレッペリンとウェルニッケのそれぞれの後継者の活躍等についてわずかな記述しかなく、総説として不十分である。また、ウェルニッケの存命中より米国のアドルフ・マイヤー（Adolf Meyer）がクレッペリンの業績を認めていた事実にも触れておらず、中立性を欠いている。論点を整理した上で、改めて医学史の専門誌に投稿することを勧める。

さらに、著者の注目点（ウェルニッケの事故死）は、すでにヒーリー（David Healy）が『双極性障害の時代――マニーからバイポーラーへ』（江口重幸監訳、みすず書房）で言及しており、著者のオリジナリティとはいえない。しかもヒーリーの著書が引用されておらず、盗用の可能性が懸念される。

［その他の意見］：

（1）タイトルや本文の「そのとき精神医学が動いた」というキャッチーな表現など、学術論文の文章として不適切な箇所が目立つ。その他にも修正を要する稚拙な文章表現が多く、読みにくい。

（2）「今日の医学部教授選考の状況を考えれば想像に難くない」など、本論と関係ない論述も多く、考察が迂遠で論旨が明確でない箇所が少なくない。

（3）クレッペリンとウェルニッケの業績に関する年表を追加すると、読者の理解が容易になるだろう。

III

星々を見送る

池田先生との冒険

ある時期、池田暉親《てるちか》先生〔元・宮崎医科大学教授、二〇一五年逝去〕は、まぎれもなく僕にとってヒーローであった。だから、池田先生にオレについて来いと言われれば、火と水のなか以外なら、どこへでもついていった。池田先生につき従っていると、行く先々で、いつも大変なことが起きた。おかげで、さまざまな非日常的シチュエーションを冒険することになった。あれが現実に起きたことだったのか、それとも、フィクションだったのか、今となってはよくわからない。だが、僕にとっては、どちらでも構わない。なにしろ、池田先生は、僕の小説というか、怪文書というか、ともかく戯文の類を評価してくださったほとんど唯一の大学教授であったからだ。

あるとき、池田先生は水戸黄門になってアジアの諸国を漫遊した。助さんは、林道彦先生。格さんは、僕だった。池田黄門様の一行は、各地で美味しいもの、珍しいものをたらふく食べ呑み歩いた。それは、とても贅沢で楽しい旅であったが、黄門様は、喰いものにはうるさかった。鰻巻を出した寿司屋で、穴子巻を出せ！　と言って店主を困らせた話はよく知られている。クアラルンプールの中華料理店では、紹興酒に入れるザラメを注文した。そういう日本の習慣を知らない中国人の店員はきょとんとしていた。その態度に業を煮やした黄門様は、〝アスク・ベイジン!〟と怒鳴ったのだ。途端に店員の顔色が変わり、奥にすっ飛んで行った。どうも、この滅茶苦茶なフレーズは決して口にしてはいけないタブーであったらしい。秘密の暗号かなにかだったのかもしれない。間もなく厨房から顔を真っ赤にしたコックが巨大な菜刀を手に現れた。その後ろには、先ほどの店員が六七式汎用機関銃を構えていた。このレストランは、中共軍工作員のアジトであったのか。彼らは、殺日本鬼子! とわめきながら、恐ろしい表情で、こちらへ向かってきた。僕らは、窓を破って、命からがら逃げ出した。ようやくホテルの部屋まで逃げ切ると、三人ともゲラゲラと笑いころげた。池田先生のそばにいると、こんな騒動によく巻き込まれた。

またあるときは、池田先生は安楽椅子探偵で、僕は先生の指示に従い聞き込みに回る新聞記者であった。事件は、深夜、池田宅にかかった謎の怪電話が発端であった。かなりいい加減な調査の結果、有力な容疑者が一人浮かび上がり、悪ノリした僕は、中洲神経精神医学や朝寝新聞にスクープした。驚いたことに、池田探偵は、容疑者とその周辺に「池田邸怪電話事件に関する一考察」と題する僕の論文を送りつけて揺さぶりをかけた。すったもんだの末、結局、冤罪であることが判明するのだが、不思議なことに、それ以来、深夜の怪電話もピタリと止んだ。池田探偵は、怪電話の声の主が、必死に助けを求めているように感じていたのだ。臭いものに蓋をして済ませる人ではなかった。それはともかく、大ポカをしでかした黒木記者は日本国内におれなくなり、ヨーロッパ支局にしばし身を隠すことになった。といって、心底反省したわけではなく、渡欧先から池田探偵に「おもしろうて　やがて悲しき　怪電話　甘粕正彦」と記した便りを出している。

こんな不謹慎な洒落さえ、先生ならわかってもらえるという甘えが僕にはあった。

ときには、池田先生は「蟹プロ」という映画会社の社長、僕は、社長が医学部の学生に課した自主製作ビデオを採点する契約社員であった。当時、蟹プロには本格的な動画編集機材一式が揃っていたから、学生にやる気さえあれば、かなり水準の高い作品が作れた。学生ならではの、バカバカしい爆笑コントもあれば、甘酸っぱい想いのこもった青春映画もあった。当然、各作品を採点する作業は楽しく、ランキングを付けて、社長に回答した。講評の最後に僕は社長の教育を絶賛した――六年生、万歳！　池田先生、万歳！　宮崎医科大学、万歳！　あの頃、学生だった人たちは、今ではベテランの医者として各地で活躍していることと思うが、若い頃の自分たちの作品を観返すことはあるだろうか。変人で知られた精神科教授を思い出すことはあるのだろうか。

池田先生と冒険した日々を、今も僕はことあるごとに思い出す。とくに退屈なときはそうだ。例えば、教授会では、退屈のあまり、思わず鼻をほじろうとする。と、池田先生が鼻をほじりすぎて鼻血が止まらなくなり、鼻粘膜焼灼術を受けたことを思い出す。鼻をほじる手を止めて、僕はひとり笑いをする。学会で、自説を声高に強調する発表者には鼻白む。と、池田先生の口癖を真似て、つぶやいてみる。

「くだらんなあ、あんなばかなことを言いよるよ」

池田先生が亡くなってから暗くなった僕らの世界が、その瞬間、ほんの少しだけ明るさを取り戻す。僕は今も先生と冒険している。

大きな腕の中に抱えられて――追悼 中尾弘之先生

中尾弘之名誉教授〔元・九州大学教授、佐賀医科大学病院長〕のご葬儀は、去る平成二九（二〇一七）年九月一六日に執り行われた。教室を代表して弔辞を読まれた神庭重信先生が「巨星墜つ」という表現を用いられたが、同じ思いがした。中尾先生と同じく九州大学のご出身であった稲永和豊先生〔元・久留米大学教授〕と融《とおる》道男先生〔元・信州大学教授、東京医科歯科大学教授〕も先だって逝去された。若い頃の僕が仰ぎ見た精神医学の巨星がまた一つまた一つと消えてゆく。ある輝かしい時代が遂に終わったように思えて、ことのほか寂しく感じたものである。

現役の九大教授時代の中尾先生は、ともかく怖かった。実は、怖かったという思い出を語るほど身近に接した記憶はないのだが、教室の先輩たちは、一様に教授に対して畏怖に近い態度で接していた。実際、中尾教授の笑顔をあまり見た記憶がない。いつも口をへの字に結んで、厳しい表情をしておられた。その理由を僕がうかがい知るようになったのは、ずいぶんと後になってからである。

中尾先生をもっと身近に感じ、フランクにお話を伺うことができるようになったのは、九大教授をご退官後、しばらく経ってからである。あれはいつ頃のことだったのだろう。何かの懇親会の席であったと思う。中尾先生のお席の前で僕は縮こまっていた。中尾先生の隣では、僕が敬慕していた池田暉親先生がお茶漬けをかき込んでおられた。その頃の僕は、若気の至りとはいえ、色々とご心配をおかけするようなこともあったので、中尾先生は僕を諭しておられたのである。ただ、先生のお顔は、九大教授時代のように厳しいものではなかった。とはいえ、僕は何度も頭を下げるしかなかった。それを見ていた池田先生が、ふと、箸を持つ手を止めると、「黒木さんの監督は、ワシの責任じゃあ」とおっしゃった。すると中尾先生は、おもむろに「じゃあ、池田くんの監督は、ボクの責任ですね」とおっしゃった。それを聴いて池田先生はプッと吹き出し、中尾先生も破顔一笑された。つられて僕も苦笑した。二人の友情に包まれたような気がして、とても嬉しかった。これ以来、僕は中尾先生にとても親しみを感じるようになった。

僕が昔話・噂話を好きだとわかると、中尾先生は事あるごとに教室の歴史を詳しく話してくださるようになった。九大精神科のことはボクが一番詳しいと自負されていたし、確かにその通りだったと思う。先生の卒寿記念文集にも記したが、先生のご記憶は、最晩年に至るまで、正確無比であり、怪しげなところがまったくなかった。さまざまな人物評価にも品の良いユーモアのセンスが利いていたし、事の顚末の是非判断は揺るぎようのない信念にもとづいていた。その語り口には、お書きになる文章と同様、爽やかだが、有無を言わさぬ説得力があった。

ただ、それ以上に驚いたのは、教授時代に教室の最高責任者として、在籍の教室員一人ひとりのみならず、同門にも常に目を配っておられた点であった。現役時代は、同門からも色々と難しい厄介ごとの相談を受けられることも多く、ときに心を痛めることもあったようだ。大学の人事では、他大学の幹部との交渉も頻繁で、文字通り東奔西走されておられたらしい。そのお陰で、あれほどたくさんの大学教授を各地に送り込むことができたのだろうが、ご自分が教授に推薦した人の行く末までも気にかけておられたことを知った。現役の頃のあの厳しい表情は、誰にも言えぬ苦衷を嚙み潰しておられたのであろうと察する。そうとはつゆ知らず、僕たちは中尾教授の大きな腕の中に抱えられて好き勝手ができていたのだ。今は、若き日の九大精神科時代を幸せであったとしみじみと思う。

糸井孝吉先生の〝正論〟談義

二〇〇八年の年末に、同年六月に急逝された糸井孝吉先生〔元・城野医療刑務所長〕のご令嬢である治子様よりお父上の遺稿の別刷をいただいた。それは九大医学部昭和三五（一九六〇）年卒業生の同窓誌に掲載されたもので、亡くなられる前年に糸井先生が乗船された豪華客船による「ワールドクルーズ体験記」であった。

晩年、糸井先生はたびたび奥様とご一緒に豪華客船に乗り込まれ、世界各地のクルーズを楽しまれた。世界一周ともなると、船旅は三ヵ月にも及ぶ。先生は帰国されると決まって〝門下生〟を集めて〝研究報告会〟を開かれた。〝門下生〟とは、先生が所長を務めておられた時代の城野医療刑務所に勤務した村田浩、林幸司、小坪大作、および回生病院の吉田一郎らの諸氏であり、〝研究報告会〟の趣旨は、福岡市内のレストランで会食しながら糸井先生の土産話ほかをうかがうというものであった。その席になぜかムショ暮らしの経験のない私も加わることを許されていた。情報提供者として期待されていたのであろう。

クルーズの土産話といっても、糸井先生のそれは周遊した各地の紀行などではなく、専ら同じ船に乗り合わせた他の客の観察というか噂話であった。いわく、「豪華客船は海上の老人ホーム(平均年齢七〇歳以上)」、「七五〇名余りの乗客のうち二割が男性のシングルユースで、洗濯は自分でしなければならない(うち少なからぬ数の老人が要介護に相当)」、「最上級船室に棲む常連夫婦の海上生活はすでに二〇〇〇日を超える(料金、ひとり一泊一九万円也)」等々。遺稿となった「体験記」の末尾では、クルーズの間、夫婦で一〇〇日間連続して寝食を共にする、それも食事は三食ともよそ行きの格好と振舞いを要求されるという非日常的生活が老人の精神機能に与える影響を考察されている。先生が最も得意とされた拘禁状況における変調が自らに起きたことを冷静に分析されているのである。かくも糸井先生はいかなる時もいかなる場所においても人間に対する興味が旺盛であった。

先の研究報告会では、糸井先生の武勇伝もたくさんうかがった。城野医療刑務所時代には、札付きの受刑者と丁々発止と渉り合い、その筋では鬼の刑務所長として勇名を馳せておられた。しかし、糸井先生ご自身が最も得意げに語られたのは、かつて日本精神神経学会の評議員会で議長を務められた際の采配であった。

正確を期するために精神神経学雑誌の「学会だより」(第七四巻、九一六～九一八頁、一九七二)を参照してみると、くだんの評議員会は昭和四七(一九七二)年六月一〇、一一日の二日間をかけて大阪社会福祉会館において開催された。学会理事であった同門の西園昌久先生の推薦により糸井孝吉先生(当時・国立小倉病院勤務)は議長の一人に選ばれた。もう一人の議長は二日目を会長の太田幸雄氏が務めた。まだ学会紛争が続いていた時代で、このときの総会のプログラムは、一般公募演題はなく、シンポジウムのみという有様であった。評議員会も、東大精神科病棟自主管理問題やソコの教授批判問題が議題にあがり、揉めに揉めていた。二日目午後の議題では、病棟自主管理グループに属する理事より東大精神科教授（つまり職場の上司である）の責任を追求する質問があり、それに対峙した教授との間で「質問に答えていない」「いや、答えている」の押し問答が続いた。議事は紛糾し、午後五時にいったん休憩に入った。空転する議論にうんざりした糸井議長は、ここで一計を案じた。二五分後に再開された議事の冒頭、糾弾されている教授は血圧が非常に高いので下の控え室で休んでおり、評議員会には出席できないと告げられた。これに激昂した追求派の評議員らは、「教授は評議員会全体を侮辱している、今すぐ、彼を呼んできて謝罪させるべきだ」と詰め寄った。しかし、糸井議長は、「われわれ評議員は医師であります。医師は血圧が高い人に対してはまずは安静を指示しなければなりません」と追求派の要求を突っぱねたのである。弾劾の矛先の教授がいなければ議論も盛り上がらない。結局、教授を呼んでこいだの、アイツに陳謝させろだのいう決議も、投票の結果、過半数の賛成票を得られず、二日間にわたる評議員会はまもなく閉会した。議長の役割は円滑な議事の進行と銘じ、〃正論〃を述べた糸井議長の勝ちであった。このときの糸井先生の勇姿は評議員会に出席されていた保崎秀夫先生〔元・慶應義塾大学教授〕もよく覚えておられ、後年、九大精神科を訪問された際に先生の消息を訊ねられた。

このエピソードでもわかるように、糸井先生は事あるごとに〃正論〃を述べられた。学会や集談会の発表でもそうだったが、刑務所や病院でもプシコパートの猛者を相手に堂々と〃正論〃を説かれた。〃正論〃とはいっても、糸井先生のそれは某防衛省幹部の懸賞論文がごとき大義の〃正論〟などとはちょっと違って、世間一般の常識や庶民の普通の感覚といった程度の意味合いであった。それでも「宝くじを買う感覚で気分転換に退院請求する患者もいる」といった〝正論〟を述べたために、人権派の法曹関係者の顰蹙を買うこともあった。しかし、糸井先生の〝正論〟には少しも冷たい響きはなかった。むしろどこかユーモラスに聞こえた。先生には茶目っ気があって、「王様は裸だ」と言っては皆が慌てふためくのを眺めて楽しんでいるようなところがあった。一方、箸にも棒にもかからぬようなプシコパートに対してでさえ、まったく突き放すことはしなかった。人間の悲しさや哀れさに対する先生の眼差しには、諦観と慈愛の情がないまぜになっているように思われた。事実、「気分転換に退院請求する」ような厄介な患者たちにも先生は慕われていたのである。

それにしても私が不思議に思うのは、お亡くなりになる直前の一、二年間に糸井先生がご自身の業績を総括する文章をあちこちに書き残されたことである。それはあたかもご自身の死期を知っておられたかのようであった。『九州大学精神科教室開講百年史』には、教室と司法精神医学の関わりについて寄稿された。原稿の依頼を先生は大変喜ばれた。その後、百年史の内容を補完しようと、『福岡行動医学雑誌』に「城野医療刑務所の歴史と業績」(第一四巻、九一～九六頁、二〇〇七)と題する詳細な報告を発表された。その論文の末尾には、「現在の北九州医療刑務所に糸井のDNAは直接は伝達されていないのかもしれないが、九州大学精神科同門の血を介して糸井イズムが再興され、いつかまた大きな業績を上げてくれることを祈ってやまない」と後進に希望を託されている。

先述の論文の別刷を送っていただいた頃、私はたまたま八王子医療刑務所を見学する機会を得た。八王子医療刑務所はMRIのような最新の医療機器が完備され、案内した所長はしばしば「病院」という言葉を使っていた。数年後には昭島市に建設予定の国際法務総合センター内に移転する計画があり、名称も「東日本成人矯正医療センター」に変更されるという話であった〔二〇一八年一月に開設〕。二〇〇六年に監獄法が刑事施設法に改正されて以来、受刑者が拒否すればたとえ精神疾患に罹患していようと治療を強制しない風潮にあることも初めて知った。帰宅後、そのときの感想を「糸井イズムは遠くになりにけりと心中詠嘆しました」と別刷の御礼に添えてお便りしたところ、すぐにご返事をいただいた。先生も「昔、私が取り組んでいた矯正精神医療の理念、定役を科するに支障のない状態に一日も早くもってゆくための非自発的治療は、まったく時代に合わなくなっていることがわかりました」と嘆いておられた。このお手紙が図らずも最後となってしまった。そのわずか二週間後に先生はあわただしく冥界へと旅立たれたのである。正直、教室百年史に寄稿をお願いせず、「糸井イズムは遠くになりにけり」などと余計な一言を書かなければ、まだまだ先生の〝正論〟が聞けたのではないかと悔やむ気持ちが私にはある。一方、いかにも先生らしい潔い出発をなさったのだとも感じるのである。

今頃、アノ世で糸井先生は一足先に来ておられた九大精神科同期入局の大村重光先生や徳丸泰《やす》稔《とし》先生と旧交を温めておられるかもしれない。少し待っていると同窓の武市昌士先生〔元・佐賀医科大学教授〕も到着される。糸井先生のことだから多少皮肉っぽく声をかけて優しく迎えられるであろう。皆が揃ったところで、最も尊敬する恩師、桜井図南男先生のもとへご挨拶にうかがうことにする。途中、閻魔庁に立ち寄ることになる。尻込みする武市先生を置いて糸井先生はひとりずかずかと中に入ってゆく。ココも医療刑務所と同じく司法関連施設には変わりなく、何も恐るるに足りない。ところが閻魔庁にも官僚主義がはびこり、裁かれる人間の現世滞在時間も延びているので調査に手間がかかり、審判が思うようにはかどらない。〝鬼〟手不足のために亡者に賽の河原の番人をさせる「賽番員制度」も始まるという。いよいよ閻魔大王相手に糸井先生が〝正論〟を打たざるを得ない情況である。「ソモソモ、オマエサンガタノシゴトトイウノハ……」丸い目をさらに丸くして、身振り手振りも大きく先生は話し始める。いずれココで見聞したことは「閻魔庁体験記」として報告されることであろう。

追悼　安藤延男先生

平成二六（二〇一四）年一〇月二〇日、「教育と医学の会」の元会長である安藤延男先生が逝去された（享年八五歳）。先生の訃報を聞いたとき、「巨星墜つ」の感を強く抱いた。先生は、「教育と医学の会」にとってとても大きな存在であった。謹んでご冥福をお祈りしたい。

安藤先生は旧制中学三年（一五歳）のときに終戦を迎えた。思春期の最も多感な時期に、周囲の価値観が大きく揺らぐ様をどんな思いで先生は見ておられたのだろうか。このときの体験が教育者としての先生の生涯を決定づけたのではないかと想像する。というのも、以後、先生は戦後の新しい教育制度のなかで学ばれ、心理学者として研鑽を積み、時代に敏感な青少年のこころと向き合い、それを支援することを一生の仕事とされたからである。

昭和二四年、九州大学に新たに設置された教育学部に入学。卒業後、教員を務めた後、再び大学に戻り、教育心理学を専攻（教育学博士）。当時、多発していた大学生の自殺を予防するために設けられた学生相談室の活動に尽力された。平成二年に九州大学教授を退官後は、福岡県立大学をはじめ、福岡県内の数多くの大学の学長を歴任された。教育界においても、先生の存在は大きかったのである。その傑出したリーダーシップは誰からも尊敬された。それは単に先生のご専門が集団心理学であったからではなく、なによりお人柄によるところが大きいと思う。

『教育と医学』の編集委員にとっても、安藤先生は慈父のような存在であった。恰幅が良く、精気に溢れ、大きな声で話すのを好まれたので、常に編集会議の中心であった。先生のそばにいると、自然と温かい気持ちに包まれ、誰でも明るくなれた。先生のいない編集会議など考えられなかった。当然、会長を長く務められた。平成一五年、創立五〇年を迎えた「教育と医学の会」が西日本文化賞（学術文化部門）を受賞したとき、共にお祝いしたことが懐かしく思い出される。

同時に、先生には一五歳の頃と変わらない純粋さと好奇心があった。清廉で正論を堂々と述べられる一方で、茶目っ気もあった。驚くほどの読書家であり、鞄の中から新刊書を取り出しては解説されるのを常とした。本誌（『教育と医学』）にも、「折々の一冊」と題する書評欄を連載された。

新年を迎え、最初の特集は「思春期の発達障害とどう向き合うか」と「子どものネット（スマホ）依存の危険」である。発達障害もネット依存も二〇年前までは考えられなかった今日的テーマである。しかしながら、青少年の新しい問題だからといって、私たちがなすべき支援の基本は、二〇年前となにか違いがあるだろうか。いや、違ってはならないのではないか。安藤先生が一貫して歩まれた道を振り返ると、そんな気がする。

先生のご葬儀はキリスト教式で行われた。そこで、私は先生が一〇代の終わりに洗礼を受けたことを初めて知った。安藤青年の魂が天に召されて、星になったのだと思うと、私たちの心も安らぐ。先生、有難うございました。

追悼 西園昌久先生・中井久夫先生

一昨年から昨年にかけて、半世紀以上にわたってわが国の精神医学を牽引してこられた方々の訃報が相次いだ。二〇二一年八月に木村敏氏が、同年一一月に保崎秀夫氏が亡くなられた。二〇二二年四月には西園昌久氏の急逝の報に驚いた。続いて、同年八月に中井久夫氏が、そして一〇月には原田憲一氏が物故された。一九八〇年前後に精神医学を専攻し始めた者にとって、これらの先生方はまさに仰望すべき巨星群であった。今日、いくつもの輝く星々が忽然と消えてしまった暗黒の宙空を見上げると、たとえようもない喪失感に襲われる。一冊の大きな書物がついに閉じられたのだ。謹んでご冥福をお祈りしたい。

私自身は、直接の門下ではないが、晩年の西園氏と中井氏の謦咳に接する機会が度々あった。西園氏は、第二次世界大戦後、都内で開業していた古澤平作のもとで精神分析療法を学び、わが国の精神科臨床にその理論と実践を普及させようと尽力された。一方、同じく古澤の指導を受けた土居健郎に類稀なる異能を見出されたのが、中井氏であった。やがて一九六〇年代末から一九七〇年代初頭の大学と学会の最も厳しい時代にふたりは立ち会った。そのように、ほぼ同じ時代にわが国の精神医学・医療の空気を吸い、ともに精神医学の講座担当者を務めた両氏であったが、精神科医としてのたたずまいはまったく異なっていた。ふたりとも義人たるヒューマニストであり、何より人間全体に対する旺盛な好奇心を抑えることができない医師であったが、対極に位置するように思われた。そもそも両氏を比較すること自体が愚かしいのかもしれないが、実際、ふたりが直に接することは稀であったように思う。ひょっとすると、互いに敬遠し合っていたのかもしれない。

ふたりの違いを示す資料として、二〇〇六年五月に福岡市にて開催された第一〇二回日本精神神経学会総会におけるそれぞれの講演を引用してみたい。まず、西園氏は講演の抄録において、次のように指摘した。

『神は死んだ』（ニーチェ）といわれた社会状況の中で多発したヒステリーの治療法として精神分析は始まったが、治療目標として力説された洞察は父性性と知性原理にもとづくものであった。（中略）第二次世界大戦後、精神分析の世界ではポスト・フロイト精神分析といわれるいくつかの流派が発達したが、『マリアの癒し』を再現するかのように、母性－情性優位の相互関係性を強調するものとなっている。しかし、最近ではその限界も感じられる。筆者の認識からすると、脅す父親ではなく、導く父親の存在が期待される。(1)

いかにも西園氏らしい有無を言わさぬ筆致に懐かしさで胸がいっぱいになる。実は、「同じ釜の飯を食う」ような共同体への帰属意識を関係性の基本と考えられていたのであり、私も「仲間」として認めていただいていた。

かたや、中井氏の講演は、奇しくも「パターナリズムの去った今、それに対応する問診と治療の見直しが必要である」で始まり、次の一節で終わる。

> 世にカリスマ医者が溢れても、精神科医だけはカリスマ医師はありえない。日々の糧を得るための仕事を果たしてゆくことが精神科医の本領であろうかと私は思う。(2)

思わず背筋をピンと伸ばしたくなる文章である。中井氏によって、わが国の精神科医は初めて職業人としての品格（integrity）を意識したのだ。

思うにふたりは、一九七〇年代以降のわが国の精神医学の再構築において、それぞれが唯一無二の使命を果たされたのであろう。かくも両極にある二人の精神科医のそばに近づけたことを、今はただ幸せであったと思う。

〔参考文献〕

（1）西園昌久「滅びつつある人類の不安と精神医学——精神療法の時代性・文化性の意味」精神神経学雑誌、第一〇九巻第一号、七六～八〇頁、二〇〇七

（2）中井久夫「統合失調症の経過における治療者・患者間の最小限の情報交換」精神神経学雑誌、第一〇九巻第二号、一七九～一八三頁、二〇〇七

Ⅳ

「本」であそぶ

「変わり者」のパノラマ図鑑

『異常性格の世界――「変わり者」と言われる人たち』［解説］

西丸四方著、創元社、二〇一六

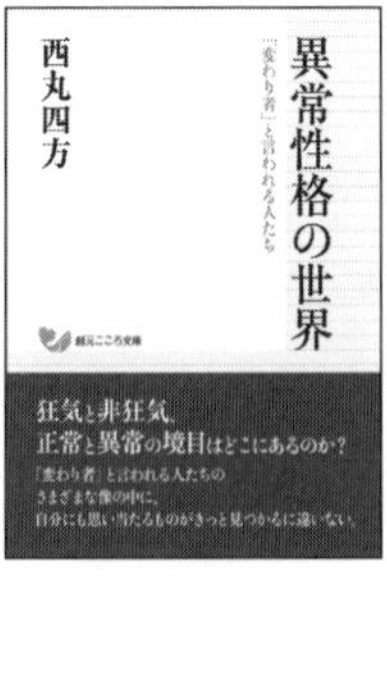

1

本書は、わが国を代表する精神医学者であった西丸四方氏が一般向けに著した書籍である。西丸氏は、東京大学精神科の内村祐之教授の指導のもと、エーミール・クレッペリン、カール・ヤスパース、エルンスト・クレッチマー、クルト・シュナイダーら、一九世紀末から二〇世紀前半に活躍したドイツ精神医学の大家の著作を多数邦訳し、わが国に紹介したことで知られている。それらは、長く日本の精神医学教育の基本となるテキストとされてきた。

その一方で、柔らかで洒脱な文章を得意とし、本書初版（〈創元医学新書〉一九五四）に続いて、『精神異常』（筑摩書房、一九六五）、『病める心の記録――ある精神分裂病者の世界』（中央公論社、一九六八）、『心の病気』（〈創元医学新書〉一九七五／〈創元こころ文庫〉として復刊、二〇一六）、『狂気の価値』（朝日新聞社、一九七九）等々、多くの一般向けの書籍を上梓した。

本書のタイトルと、「小心者」「ふさいだ人」「朗らかな人」などの章立ては、性格異常（パーソナリティ障害）を主題とした書籍のように見えるが、描かれている症例のなかには明らかに統合失調症や双極性障害（躁うつ病）と思われるものがある。敏感関係妄想やヒステリー、てんかん精神病、進行麻痺（梅毒性精神病）など、古典的な精神疾患の診断に該当するものも含まれる。性嗜好異常にも言及し、夏目漱石や種田山頭火らの病跡学も展開する。あたかも精神医学のパノラマ図鑑を総覧するがごとくである。副題の「変わり者」のほうが、本書の内容をよく表していよう。

2

西丸氏の文体は、平易でわかりやすく何の衒《てら》いもない。精神医学の専門用語はほとんど登場しない。淡々と症例を記述してゆくのだが、しばしば症例の主観的な体験や独白と著者による地の文との境界がはっきりしなくなる。これが独特の効果を及ぼし、読者はいつの間にか「変わり者」の世界へ深く入り込んでしまうわけである。

古今東西万巻の文献に通じたディレッタントぶりも驚異であろう。例えば、本書の「異常性欲の諸相」（一四五頁）の中の性器と性行為に関するさまざまな言語圏における表現とその語源の解説など、呆れてしまうほど詳しい（初版当時の一般読者を意識した著者なりのサービスであっただろうか）。

しかし、何より西丸氏の文章が読者を魅了するのは、その全てを見切ったような、そして、どこかユーモラスな語り口ではないだろうか。ある病的な心理現象に対して、こういう見方がある、こんな意見もある、はたまた、こういう解釈もあるが、結局のところ、皆、何もわからないのにわかったふりをしているにすぎないと、真顔で、しかし皮肉をたっぷりと込めて揶揄《やゆ》するような雰囲気である。とはいえ、その眼差しは少しも冷淡ではない。その哀しさや醜さを含めて、人の所業に対する旺盛な好奇心が基底にある。それゆえ、不治の病に冒され、悲惨な転帰をたどるような症例の記述にさえ、そこはかとない明るさが感じられる。諦観と慈愛が共存している。東洋的といえるかもしれない。事実、西丸氏は荘子の思想に最も惹かれていたらしい。

こうした西丸氏の斜に構えたような精神医学観は、ある世代以上のわが国の多くの精神科医の心をとらえてきた。精神科医療がまだまだ病院中心であり、受診するにもその敷居がなお高く感じられた時代を経験した医師たちである。精神科に進む医学生自身が、「変わり者」扱いされるような、そんな時代があったのである。

3

私もまた西丸四方氏の文章に魅せられ、一連の著作を蒐集してきた一人である。学生時代の精神医学講義の時間に神田橋條治先生が、『精神医学入門』(南山堂)を推薦されたのが始まりである[1]。この西丸氏の教科書は、一九四九年の初版以来、二五版を重ねたロングセラーである。とくに収載された昔の精神病者の写真が印象的であり、私は今も学生の授業で供覧することがある。

神田橋先生も以前に西丸氏の熱烈なファンであることを告白されている[2]。そして、本書の「変わり者はどうしてできるか」のなかの砂糖を舐めては母親に叱られる子どもの一節(二〇九頁)を引用し、「この面白まじめの皮肉にきちんと応えられるような精神分析を、今も追い求めているのだが、とうとう回答を作れないままに終わりそうである」と述べておられる。神田橋先生によれば、これほど手厳しい批判ができるということは、西丸氏の精神分析理解が的確で深いことを示しているのであり、それゆえ、「先生は、芯から精神分析がお好きですね?」と問いかけている。こうした変則的な反撃ができるようでなければ、西丸氏の文章は到底読みこなせないのかもしれない。

精神分析といえば、本書の「異常性欲者」のなかの寝室の隣で姑が起きているために不眠症と不感症に悩む女性の解釈(一四二頁)は、ちょっとドッキリするくらいヤバイ。しかも、「これで精神分析は済み、患者は治るはずなのであるが、私は精神分析が下手なので、もう一つの手を用意しておく」以下の科学的オチが効いている。相応の時代背景があるとはいえ、この諧謔の極みには、いやあ、マイッタなあ。

4

冒頭に述べたように、西丸氏が主要なテキストを邦訳したクレッペリン、ヤスパース、シュナイダーらが構築した伝統的なドイツ精神医学こそが、わが国の精神医学の主流であり、一九六〇〜七〇年代の反精神医学の試練の後でさえ、それは堅持されていた。ドイツ精神医学の基底にある観念論的な本質主義によって精神疾患の病因を追求することが好まれ、細やかな精神現象の観察が精神医学教育の基本であった。かたや経験主義を重んじる英米の実証主義的研究、例えば、精神疾患の疫学などは、大きく出遅れた。このことは世界的に見ればほとんど異例ともいえ、隣国の韓国のように精神分析学を基調とするアメリカの精神医学教育が浸透することは遂になかった。

注目すべきは、七〇年代、紛争後に大学や学会の権威が衰弱し、機能麻痺に陥ったつかの間に、土居健郎、中井久夫、神田橋條治ら、新しい世代の論客に刺激されて、わが国の精神病理学は世界に類をみない高みに達した。それは、日本固有の治療文化や生活信条と欧米の精神医学の思想とが巧みにブレンドされ、唯一無二の芳ばしい香りを放った一瞬であった。西丸氏は、こうした和製精神病理学の先駆者として位置付けられるだろう。ただ、とくに統合失調症圏内の病者への治療的接近という点では、後の世代は一歩も二歩も病者の側へ歩み寄ろうとしていた。

そうこうするうちに、海の向こうから精神医学の「黒船」が襲来した。一九八〇年、アメリカ精神医学会が、精神疾患の診断分類体系であるDSM－Ⅲを発表したのである。当初は、その影響は一部に止まると思われていたが、冷戦終結後の九〇年代に入って、アメリカの覇権主義のもとに明瞭かつ無機質なDSM精神医学は世界的規模で浸透していった。無論、わが国の精神医学も例外ではない。

もっとも、DSM診断がグローバル化したとはいえ、精神医学の内部でより本質的な変化、例えば、精神疾患の病因解明や根治的治療法の開発などがもたらされたわけでは決してない。それよりも、DSMによる精神科診断の標準化が、精神医学・医療と一般社会との距離をぐっと短縮させ、両者の関係を一変させたのである。その影響は、産業や教育、文化といった領域まで波及し、今や現代人は、DSMなくして、人間の悲哀や苦悩すら語れない有様となった。つまり、本来、一人ひとりの個別的な心の問題に対して、記号としてのＤＳＭ診断が付与されることで、標準化され、管理されるという具合である。かくして、現代には、「変わり者」はいなくなった。

5

今日、精神科医療の敷居はずいぶんと低くなった。医療計画のなかに精神疾患が加わり、がん、脳卒中、心筋梗塞、糖尿病と並んで、五大疾病の一つとなっている。かねがね西丸氏が力説していたように、精神疾患は誰もが罹患する可能性のある病の一つとして公に認識されているのである。

しかし、こうもＤＳＭによる標準化が進み、「変わり者」がいなくなった精神医学の世界は、あまりにも平板で面白みがない。西丸氏のような「遊び」は許されず、いささか窮屈である。臨床が、ここまで均質で多様性がないというのは、長い目で見れば、学問の衰退かもしれない。いや、人間の衰退かな。この度、久しぶりに本書を読み直して、そんな感慨を抱いた。

と、ここで筆を置こうとしたとき、アメリカの有力誌、タイムが、今年の「世界で最も影響力がある一〇〇人」に芸術家の草間彌生氏を選んだことを知った。彼女こそ、本書にも引用されている天才画家の少女である（一二二頁）。やはり「変わり者」の世界は奥が深い！

〔参考文献〕

（１）神田橋條治『神田橋條治医学部講義』一七七頁、創元社、二〇一三
（２）神田橋條治『発想の航跡——神田橋條治著作集』三四三〜三四八頁、岩崎学術出版社、一九八八

『分裂病の回復と養生』［書評］

中井久夫・永安朋子著、星和書店、二〇〇〇

本書に所収の論文のほとんどは、一九八〇年代末から九〇年代前半にかけて、著者・中井が医学部教授職の定年を数年後に控え、「おだやかに軟着陸しよう」という心持ちにあった時期に書かれたものである。ところがその矢先、はからずも著者は、阪神淡路大震災をはじめ、世紀末の日本人のこころを著しく狼狽させた関西地方の大事件のいくつかに深くかかわることになり――「天才は忘れた頃にやって来る」（誤植にあらず）のである――、その後の活躍はもはや通常の精神医療の領分を越えようとしつつある。そうした意味では、本書は、これまで精神分裂病〔統合失調症〕の臨床研究に前人未到の領域を切り開いてきた著者にとって、分裂病に関する最後の論文集となるであろうという。なるほど、本書は、新しい世紀においても分裂病問題にかかわろうとする人々に向けた著者からのメッセージの感がある。しかし、なんと力強く、暖かい、未来への示唆と希望に満ちたメッセージであろうか。

まず本書は優れて実践の書である。著者みずからがイチオシする冒頭の「養生を念頭に置いた精神科治療」、薬物療法ハンドブックがごとき「薬物使用の原則と体験としての服薬」など、永

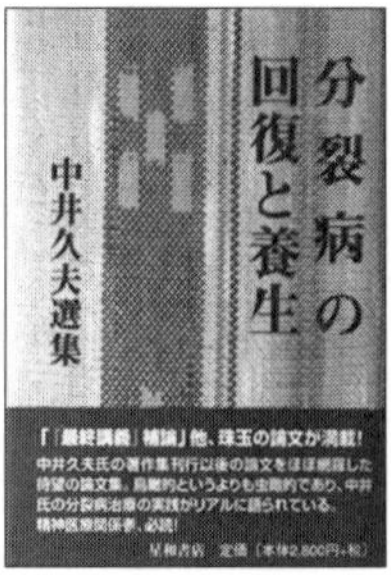

年、著者がこころを砕いてきた治療のコツや機微の数々が惜し気もなく披露されている。しかもそれらはさらに新たな工夫と発想が読者の脳裡に生まれるような示唆に富んでいる。例えば、待合室にいる外来患者に「あなたは後何人目かは通り過ぎるときに告げることが多く、長い人には食事をしていらっしゃいと言う。これは待合室を『ソト』でなく『ウチ』にする作用がある」という何気ない一節からでも、精神科外来の治療的雰囲気を倍加させる無数のアイデアが派生してこよう。

同時に本書は警世の書でもある。『最終講議』（みすず書房）の補論と題された論文において展開される医師の「スキル」についての考察は、現代医療に対するまことに辛らつな批判を含んでいる（といっても決してあからさまではないが）。なかでも「医師に医療の『一身具現性』がある……それは、公衆の医師に対する『信』と対応する」という一節は、現在の公衆の医療不信の根元に潜む問題を解き明かしてくれる。その他にも、大学病院に勤務する評者には、胸を突かれる指摘があまりに多かった（と同時にニヤリとさせられる挿話も）。

伝統的な精神病理学の潮流において、著者の登場が革命的であったのは、分裂病の隠微な身体症状との関連に注目した身体論に立脚した点ではなかったのか、と評者はかねがね考えてきた（身体症状への関心は、本書でもくり返し言及される）。しかしこの関心も、医師としての「一身具現性」から自然に導かれたものであったことが今にしてわかる。本書は、平易、かつ簡明な言葉によって、分裂病治療者たる「一身具現性」の肝要を重々と説く。なんという「高度の平凡性」！

評者は、宮本武蔵の『五輪書』を連想した。つまるところ本書は奥義中の奥義書なのである。

しかし何より、著者の「一身具現性」を貫く志の高さと仁義の深さが私たちを感動させる。

本書は、神田橋條治『精神科養生のコツ』(岩崎学術出版社)、八木剛平『分裂病のくすりがわかる本』(全家連)と三冊揃えて読むのがよいかと思う。三人とも一九三〇年代の生まれで、六〇年代の騒乱をくぐり抜けて、七〇年代にわが国の分裂病臨床研究を、世界的にみても、最高水準にまで牽引した一派である。八〇年代以降に精神科医になった評者たちの世代は、それ以前の精神医学の革命の雰囲気をついに体験していない(フランスの精神科医、P・ピショーの指摘である)。これから分裂病問題はどこへ行くのだろうか。私たちには何が待っているだろうか。しかし、本書にもこう書かれているではないか。「困難な、理不尽な状況にあっては、それぞれの状況の限界内でこれに積極的に参加するか、これに積極的に対処していくほうが精神の自由と士気を維持する上でよいのである」と。顔を上げ、背筋を伸ばして、私たちも先へ進もう。中井久夫という、現代における希有な伝承に鼓舞されながら。

『統合失調症探究——構造の中の主体性』[書評]

津田均著、岩崎学術出版社、二〇二一

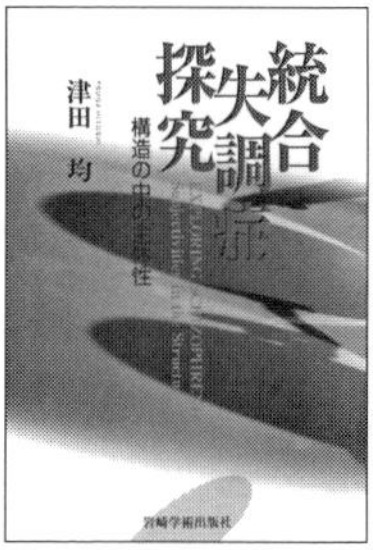

近年、統合失調症の神経生物学的研究は、比較的再現性の高いデータを提供しつつある。再現性こそが自然科学研究の拠り所であり、輝かしい成果である。その結果、統合失調症の概念は神経変性疾患と同次元の医学モデルの範疇に整然と納まるかのように見える。その理由の一つに、一九八〇年発表のＤＳＭ－Ⅲ以降、統合失調症の概念が狭小化したことが功を奏しているように思われる。とはいえ、生物学的研究の進展は、病の新たな理解や治療に結びつく病因や病態の解明を必ずしも意味しない。むしろ、ミクロな水準における病因から見ると、統合失調症と双極性障害、あるいは、自閉症スペクトラム障害をはじめとする発達障害との境界は不明瞭であることがいよいよ明らかになりつつある。つまり、統合失調症を統合失調症たらしめる特異的病因は杳として見出されず、脳構造の発達段階における非特異的な要因の集積によって発病が準備されるというありふれた仮説がより確かなものとなったに過ぎない。かくも、統合失調症は生物学的には他の精神障害群とさほど変わらぬ相貌の病であったのであろうか。

本来、精神病理学の論考の書評にもかかわらず、以上のような連想が浮かんだのは、本書の冒頭、「主体性のパトスの精神病理学へ向けて」と題する「序章」における次の文章に触発されたためである。著者の危惧に、立場は違えど、評者も感ずるところが大いにあるのである。

筆者の持つ危惧は、現在の精神医学が病さえ見えなくなっているのではないかという危惧である。質問紙で評価できる部分、今日の生理学、薬理学の枠内で理解できる部分のみを切り取ることに自らを限定しようとする傾向は現在、特に研究面であまりに優勢である。しかし、そのようにして切り取られた中からは、統合失調症という病を病たらしめているものはすでに抜け落ちているかもしれないのである。

以下、著者は統合失調症の病理に潜む能動的な主体性について詳察を展開する。臨床の現場では、それは医療や家族、社会などによって構成されるさまざまな制度との相互作用において立ち現れる。著者は、従来、了解不能とされ、精神病的と断じられてきた患者の不審な挙動にさえ、それを彼らの主体性の発動であり、自己回復の志向であり、また、制度への拮抗であり、あるいは交渉であろうと見る。評者が、冒頭に記したような生物学的精神医学の到達点を物足りなく感じ、著者の警句に共感するのも、昨今の諸学説がこうしたダイナミックな視点を欠いているように感じるからである。

著者の語り口はよどみなく、丁寧で疎漏がない。とはいえ、一連の論文は、一九九〇年代の半ばから著者が専門誌に発表してきた論考であるので、一般の臨床医が気安く斜め読みできるような類ではない。姿勢を正して、かなり真剣に読み込み、思索することが求められる。幸い、各論文の冒頭に新たに書き加えられた解説のお陰で、それぞれに論じられる問題点が今日の精神病理学の大系において、どのように位置付けられるかを理解することが容易になる。現象学的・人間学的精神病理学からラカン派の構造主義まで、広大な領域を俯瞰できる資質とキャリアをもった著者ならではの力量であろう。なかでも、末尾の「哲学と精神医学」の章は力作である。著者は、昨今隆盛の神経心理学に果たして精神病理学が包摂されるか否かを熱く論じている。著者が今はなき東大分院神経科学派の系譜につながる人であることが思い合わされる。恩師、故・安永浩氏は、六〇年代のわが国の精神病理学界にファントム空間論なる神経心理学的な発想を披露し、皆を瞠目させたのであった。

一般身体医学とさほど変わらぬ相貌を呈しはじめた近頃の精神医学に違和感を感じる臨床医に是非本書を勧めたい。評者にとっては、最近ではなかなか得がたい豊饒な知的陶酔を味わうひとときであった。

『双極II型障害という病——改訂版うつ病新時代』［書評］

内海健著、勉誠出版、二〇一三

本書は、二〇〇六年に上梓され、好評を博し、増刷を重ねた『うつ病新時代——双極II型障害という病』（勉誠出版）の改訂版である。

振り返れば、二〇〇六年前後は、わが国においてうつ病医療のポピュラリゼーションが一挙に加速された時期であった。厚生労働省の統計は、二〇〇五年一〇月の時点で全国のうつ病・躁うつ病（保険病名）患者数が九二万人超と報告し、わずか五年間に倍増したことが話題になった。同年、故・樽味伸が急逝する直前に発表した「ディスチミア親和型うつ病」に関する論考は、一般の精神科臨床医の共感を広く得たが、間もなくメディアを通じて、その呼称のみがひとり歩きし始め、今日の「新型うつ病」言説につながってゆく。一般向きの啓発書が相次いで出版され、コンビニの店頭にも並ぶような文字通り「うつ病新時代」——小泉政権の終盤で世相に軽躁とうつのムードが混じていたという意味でも——が到来した。しかし、玉石混淆の数多の書籍のなかで、本書は玉中の玉というべき輝きを燦然と放っていた。今日の気分障害の中核となる病理は、「不安定性、決定不能性」であるという指摘に思わず首肯した読者は数知れないと思う（評者は、当事

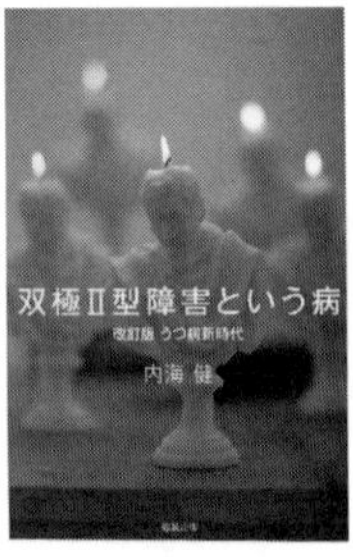

者からも同様の読後感を聴いた)。しかも、終盤には著者得意のポストモダン時代の社会文化論――「大きな物語」の失墜――が目眩く展開され、息を飲む。まさに、当時、世に出るべくして出た一冊であったと思う。

著者の語り口は、その底流に関西人ならではのサービス精神が流れているので、精神病理学に疎い一般の医家にも親しみやすい。例えば、フルシチョフや中島らもの病跡学は興味深い。本書を読んで著者のファンになった読者も多く、以後、著者は各地の講演会に引っ張りだことなった。著者のような精神病理学の第一人者が公に向けて発言することは、今日ではとくに意義がある。精神科医全体の品格(integrity)の象徴となるからである。

さて、今回の改訂版では、旧版の第四章と第六章が大幅に加筆され、タイトルもそれぞれ「治療の方針」と「混合状態」へ改題された。前者では、当事者に向けたアドバイス、チームワークの大切さ、および抗うつ薬を含む薬物療法に関する著者の覚書が更新されている。後者では、症例を提示して、「混合状態のスペクトラム」「軽症化の逆説」「時代的な要因について」の論考が追加された。

加筆されたある症例の考察の一節を引用しよう。

> 未熟性はむしろ治療者の側にある。患者の折り目正しい態度に甘えて、病状が把握されていない。それゆえ苦痛が拾えていない。その代償が、患者の欠勤や飲酒である。それが一旦あらわになると、治療者は裏切られたような気持ちになる。……これは未熟な逆転移である。

この症例を読むだけでも、すでに旧版を所持していても、改訂版を新たに購読する価値があると思われる。

さらに、改訂版では装丁も一新された。旧版は、橙色の生地にコラージュを施し、いかにも躁的な刺激性が強かったが、改訂版では静謐なオブジェの写真に変わっている。タイトルに魅かれて初めて本書を手にとる当事者の心中を思いやったのではないだろうか。そのような細やかな気配りも随所に感じられる改訂版である。

『精神医学を視る「方法」』［書評］

村井俊哉著、日本評論社、二〇一四

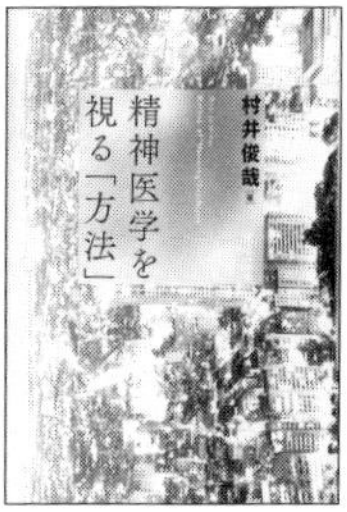

本書は、著者が、最近、一年間にわたって雑誌に連載したエッセイがもとになっている。連載時のタイトルは、「社会脳は臨床の知となるか」であり、当初は今日の神経科学の知見と精神科臨床の関連について一般の読者にもわかりやすく紹介するという趣旨であったのだろうが、次第に著者の関心は精神医学の基本問題へと移っていったようだ。折しも、連載途中でＤＳＭ－５が発表され、精神疾患の診断や分類をめぐる議論が再燃したという事情もあろうが、「脳科学の大衆化」に始まり、進化論から多元主義や精神疾患の定義まで、メタ精神医学的論考がどこまでも跳躍してゆく。文章は平易で親しみやすく、多用される比喩が読者の理解を大いに助けるのだけれども、その跳躍の幅が半端ない。

著者は好んで二項対立的主題――「ヴァーチャル vs.リアル」「軽佻派 vs.難癖派」「ゾマティカー vs.プシヒカー」「ランバー vs.スプリッター」「匿名性 vs.記名性」等々――を提示する。これらの二項対立の先に著者がいかなる結論に至るのか、その論理のプロセスにはゾクゾクするようなスリルがあり、明晰さと周到さに舌を巻く。評者には、なるほど！　という「アハ体験」（本書第四章で言及）が数度あった。例えば、著者は、精神医学のあいまいさについて考察し、昨今の精神医学批判は、①そもそも精神医学はあいまいである、②①ではなく、現代精神医学の主流があいまいである、③①でも②でもなく、特定の精神科医があいまいであるという三つの観点を含むが、しばしばこれらがごちゃ混ぜになっているために、批判の主張そのものがあいまいになりやすいと指摘する。なるほど！

実は、著者は、他の著書で、現代精神医学における古典的精神病理学の意義について考察し、現在の主流である神経科学やＥＢＭとの関係を一問一答した結果、前者は後者の「オールタナティブズ」という立ち位置がよいのではという見解を述べている。評者は、その小気味好いクールな語り口が気に入ったのだが、本書はさしずめ著者自身の「オールタナティブズ」の産物といえようか。もちろん、著者が、精神疾患の画像研究の第一人者であり、わが国の精神医学教育を担うリーダーの一人であるから、そう思うのだが、一方、本書からは「オールタナティブズ」に対する深い理解と強いシンパシーも伝わる。

本書の終わりに著者が語る現代精神医学のイメージを引用してみよう。

> ときには、オアシスを求めて砂漠をさまよう人々のイメージであり、ときには、東アジアの大都会の喧騒のイメージである。いずれにせよ、つかまるべき杭、参照点を失った、ごちゃごちゃとした世界である。古い世代からいえば、かつて存在していた大切なものを失った世界であるが、新しい世代からいえば、もともと存在せず幻想であったものが露わになった

世界である。

いいなあ、この多元的世界観。いかにもポストモダン世代の学究に相応しいメッセージとして映るが、評者はなぜか往年の精神病理学者、西丸四方氏を連想した。なるほど！　本書は、あまのじゃくな精神科医ならではの斜に構えた思索の醍醐味に溢れている。それゆえ、新しくもどこか懐かしい。本当は「精神医学を楽しむ『方法』」と呼ぶべき一冊なのである。本書をすべての世代の精神科医に勧めたい。とくに若い世代の人たちは、本書を読んで、是非、著者に論争を挑んでほしい。現代精神医学もまだまだ楽しめるのだ。

『現場から考える精神療法——うつ、統合失調症、そして発達障害』［書評］

村上伸治著、日本評論社、二〇一七

本書の著者は、川崎医科大学精神科学教室において青木省三前教授のもとで長く思春期青年期の臨床にたずさわってきた（親しい人は、彼を「青木一家の大番頭」と呼ぶ）。すでに二〇〇七年、『実践　心理療法』（日本評論社）を上梓しているが、本書はその続編にあたり、最近一〇年間あまりに著者がさまざまなところに発表してきた論考の集成である。「精神療法とは」「思春期と発達障害」および「番外編」の三つのパートから構成され、合計二〇編の論文が収載されているが、著者が明確に「広義の支持的心理療法」を志向しているためか、全体を読み通しても、その視点にぶれがないのはさすがである。その眼差しは、「実践」、そして「現場」の文字に象徴される臨床のリアリティを正しく見据え、まっすぐに対峙しようとする。本書を心理臨床の専門家を目指す若い人たちにも是非勧めたい一番の理由は、臨床のリアリストとしての著者の誠実な姿勢である。ちなみに著者によれば、専門家とは「素人的な発想や援助を十分した上で、専門的援助をそれに加える人」であり、「素人的な発想や援助をバカにして、専門的援助だけで解決しようとする人」は「専門バカ」という。狭義の心理療法家としての修練の途上にある人たちにも、「専門

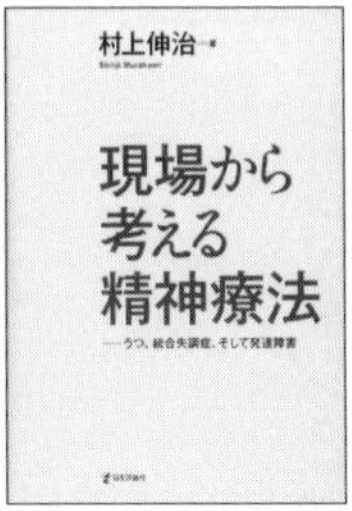

バカ」に陥らぬための処方箋として本書を推薦したい。

青木一家の大番頭にふさわしく、本書の記述は平易で、「専門バカ」が多用する心理学の専門用語はまず出てこない。豊富な事例の記述には説得力がある。しかしながら、その内容は深く、鋭く、臨床のリアリティを知る者にしかピンとこないところも少なくないだろう。なかでも「思春期と発達障害」のパートに所収の論文は、著者の面目躍如たるもので、思わず膝を打つ一節に次々に遭遇する。例えば、「広汎性発達障害への精神療法」という論文の次の箇所である。

> 発達障害への精神療法を考える時、『従来の精神療法が全く通用しない人たちが現れた。困ったものだ』と我々は考えてしまうかも知れない。だが逆に、『従来なら通用しないような方法が、奏功することもある人たちが我々の前にどんどん現れて来た』と考えることもできる。これは精神療法の広がりや発展のためには、非常に良いことなのではないだろうか。柔軟な発想を求められるという意味で、広汎性発達障害は、『精神療法というもの』の可能性も拡げてくれるものだと思う。（一五三頁）。

これを読んで、心がスッと軽くなった人は、正しく「専門家」の道を歩んでいるに違いない。一九七〇年代に中井久夫や神田橋條治が切り拓いたわが国の精神科臨床のリアリティに根ざした心理療法の作法（中井の言う「高度の平凡性」）が、著者らに受け継がれ、さらに洗練されつつあることが嬉しい。評者は、著者と同じ時代に精神科臨床の実践を日々重ね、現場において同じようなことを考えてきたことを、本書で確認した。ともに「専門家」になったことを誇りに思う。

『金閣を焼かなければならぬ——林養賢と三島由紀夫』［書評］

内海健著、河出書房新社、二〇二〇

本書は、二〇二〇年一一月に五〇回忌を迎えた作家・三島由紀夫と彼の代表作『金閣寺』の主人公のモデルになった林養賢（以下、養賢）という「二人の男の心が織りなす物語」である。ひどく雑にジャンル分けすれば、現実に金閣寺を放火した犯人と、事件に取材した小説中の放火犯を創造した作家の病跡学的評論になろうが、実はそれほど単純ではない。

養賢の生涯については、水上勉がノンフィクション『金閣寺炎上』（一九七九）に詳述しており、また、事件後の精神鑑定書や釈放後に入院した精神病院の担当医による論考も残されている。それらの資料によれば、もともと養賢は「分裂病質」であり、犯行はさまざまに鬱積した心因によるものであったが、服役中に「分裂病」が顕在化したと言われてきた。しかし、「あとがき」によれば、精神科医として三島の「金閣寺」を読み、「犯人は未発の分裂病であり、それ以外にはありえぬと直感した」著者は、後に事件の資料を精査するうちに、「金閣を焼くことに動機はない。金閣を焼くこと自体が目的なのである」（第一章）と思い至る。本論考はそこを起点として、燃え上がる金閣寺を凝視しながらも決して交わることのない養賢と三島の内面のミステリーに深く入っ

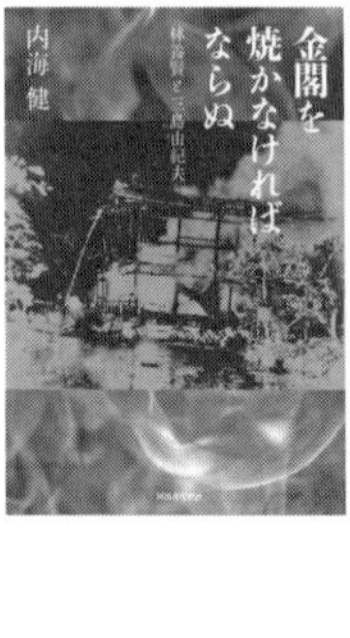

てゆく。第二章の末尾、「彼はただ焼いたということを真率に示したのである。それは零度の狂気というべきものであり、ほかの何ものにも帰すべきではない」という一節に、評者は本書の表題の真意を理解し、鳥肌が立った。金閣寺は分裂病——著者はあえて統合失調症ではなく、旧病名を用いている——発症ぎりぎりの臨界点にあった養賢にはまさに「焼かなければならぬ」（第四章）対象であったのだ。

本書の後半（第五章以降）では、「離隔」という鍵概念をもとに養賢と三島の奇跡のような「邂逅」が語られる。離隔とは、三島にとっては、生来の「現実感の希薄さ」であり、生身の人間に（もちろん養賢にも）感情移入するようなリアリティがもてない彼は言語によるナルシシズムの宇宙を構築する。それは、心底に他者に対するおびえを秘めた養賢の離隔とは似て非なるものであった。三島は「分裂病にはなりえない」のである——「では、ASD〔自閉スペクトラム症〕であったのか」という問いも意味をなさない！——。こうした考察を著者が展開するにあたって、養賢の現実と三島の虚構という並行世界を交互に往来する手法が実に見事である。離隔にはありえない小林秀雄——三島の才能を手放しで称賛しながら、結末における生身の人間くささの欠如にどこか不満がある——との対談も効果的に挿入されている。

終盤（第八章およびエピローグ）では、「金閣寺」による世俗的成功後の三島の生涯について、彼の人生の転換点となる「鏡子の家」における挑戦と蹉跌、離隔の代償である言語と肉体への偏愛と相克などが素描される。評者は、著者による三島論続編への予告のように読んだ。

以前から著者の華麗な文章に三島の影響を感じていた評者は、本書のような本格的な三島論を待望していた。その一方で、本書を読み進めるうちにその行間より立ちのぼる禍々しさにしばしば戦慄し、著者は大丈夫だろうか、精魂尽き果てないだろうかと、少々心配になった。ただ、エピローグの末尾に「幽暗の中、しんとした山懐に金閣は佇んでいる」と三島作品のパロディを見つけ、著者の帰還に安堵した次第である。本書は、著者が養賢の生地まで赴いて取材した渾身のルポルタージュであるとともに、優れた「分裂病の精神病理」の教材であり、かつあまりに美しい、しかし不吉な文学なのである。

『精神病理学私記』［書評］

H・S・サリヴァン著、阿部大樹・須貝秀平訳、日本評論社、二〇一九

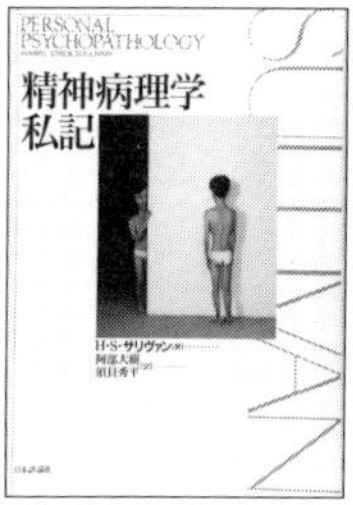

本書は、アメリカの伝説的な精神科医、ハリー・スタック・サリヴァン（Harry Stack Sullivan）が生前唯一完成させた――しかし、本国で出版されたのは、その死後二〇年以上経た一九七二年――著書*Personal Psychopathology*の待望の邦訳である。「待望の」というのは、一九七〇年代よりわが国にサリヴァンの業績を広く紹介してきた中井久夫らも翻訳に着手したまま、ついに完了しなかったといういわくつきの著書であるからだ。実に原著が完成した九〇年後に邦訳として陽の目を見た本書は、その謎めいた経緯もあいまって、妖しい魅力に満ちている。

まず、本書は、二〇二〇年に第六回日本翻訳大賞を受賞したことが示すように、なにより訳文が瑞々しく、読む者の胸にすっと入ってくる。例えば、原著の第一章冒頭の記述を本書のそれとくらべてみよう。

It has become conventional to regard “the mind” as a dubious field for investigation. Devotion either to an outworn materialistic tradition or to an even older and more threadbare spiritualistic metaphysics has eventuated in two groups of crudities in this field. Thus there are more or less competent "natural" scientists without number who react to "the mental" as to something necessarily erroneous. And there are sad folk far more utterly without number who demand of "the mental" nothing short of the truly miraculous. [原著、W. W. Norton & Company, 1984]

こころの研究。今やすっかり、覚束ない言葉になってしまった。自然科学者の多くは時代遅れの唯物論を着込み、かたや民衆は擦り切れた唯心論を身にまとうだけである。一方はこころなんて脳の誤作動だと強弁し、もう一方では美しい奇跡の産物だと勘違いしている。

かように難解・晦渋で知られるサリヴァンの原文を、その手の込んだレトリックの気配を残しながらも、小気味よいテンポの文章へ訳出している。その創意と度胸のよさに感心させられた。原著が書かれた時代の精神医学の状況や社会背景を伝える多くの訳注も詳細、かつ周到である。本書によって初めてサリヴァンに触れる読者には、巻頭のペリー女史（Helen S. Perry）――サリヴァンの晩年のアシスタントを務めた社会心理学者――による「イントロダクション」と巻末の「訳者あとがき」、および「サリヴァン小史」から読み始めることを勧めたい。

ただ、読みやすい訳文とはいえ、本書によってサリヴァンの精神医学が明快になったわけではない。本書の記述には、すでに邦訳された『分裂病は人間的過程である』『精神医学は対人関係論である』『精神医学的面接』（いずれも、みすず書房）などの後年の論文や講義の内容と重複する部分が少なくないが、さらにサリヴァンのこころの奥の底知れない深い闇を見た気がする。とくに児童期における「昇華」や「批難の転嫁」と呼ぶ防衛の危うさ、前青春期のチャムやギャングにおける同性愛的性衝動と疎外された少年の孤独、そして男性青春期のトラウマ的な性体験などの描写は、異様に生々しく迫ってくる。というのも、訳者によれば、本書の記述には、サリヴァン自身の「生活歴が折り畳まれるように潜り込んでいる」のであり、中井もほとんど自伝としてよいほどのものが内容の三分の一を占めるという指摘に言及している。原著が長らく封印された理由には、その点が絡んでいるらしい。それゆえ、原著のタイトルにある"Personal"とは、「サリヴァン個人の」の意味が隠されていると伝聞されており、邦題を「私記」としたのは正しい。

しかしながら、本書は決してサリヴァン個人の病跡学の教材にとどまるものではないだろう。彼がスキゾフレニアとして記述する症例に酷いトラウマ体験を負う者がなんと多いことか。本書は、「神の名のもとに」社会や文化に押し潰された個々人の精神発達にみられるおよそ普遍的な病理を告発しているのである。COVID－19に翻弄され、同調圧力と不寛容さを強める現在の世界において、本書は予言書のようにさえ思えてくる。

『まんが・やってみたくなるオープンダイアローグ』［書評］

斎藤環 解説、水谷緑 まんが、医学書院、二〇二一

近年、精神医療のコメディカルの間で注目されてきたオープンダイアローグ（ＯＤ）のエッセンスを二時間でつかめるようにと実践事例の漫画と解説により構成された本書は、二〇二一年に出版されたメンタルヘルス分野の書籍のなかで最も話題を呼んだ一冊である。その「世界一わかりやすいＯＤ入門書」という宣伝文句にいつわりはなく、ＯＤの魅力と可能性を伝える格好のガイドブックであり、同時に解説者の斎藤が提唱する「対話実践」の視座は、単に精神医療の改革にとどまらず、今日の心理臨床全般の在り方にも創造的なリフレクティングをもたらすだろう。それゆえ、さまざまな臨床の現場で長年支援にたずさわってきたような、いわゆるベテランの専門家にこそ本書は読まれるべきではないかと思う。ひょっとすると、「対話実践という名の下の理念を述べているだけではないか」とか、「ＯＤって非構成的エンカウンターグループと同じね」という感想もあるかもしれない。しかし、そうした批判や無視も折り込み済みであるのが本書の巧妙さであり、さすが漫画ならではの仕掛けがよく効いている。斎藤も「事例紹介に漫画はうってつけですね」と称える通りである。

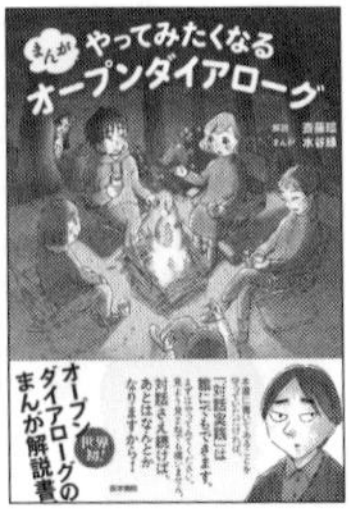

実際、評者は本書を通読した際に止めどない連想に酔ったものだが、ここではODがわが国に紹介されたときから評者が漠然と感じてきたことを述べておきたい。それは、異なる文化圏で発祥した心理支援の理論と実践がわが国に紹介され、やがて臨床の現場に浸透してゆく際に、わが国固有の治療文化に馴染むように多少とも修正され、変容してゆくという経験則が、ODにも当てはまるのではないかという予感のようなものであった。本書の第一〇章では、漫画家の水谷が実際にフィンランドのケロプダス病院でODの研修会に参加した体験が描かれているが、海外で同様の機会を経験したことがある者にはいかにも「あるある」シーンの描写が面白い（例えば、リフレクティングの際に相談者と目を合わせないマネキンのような心理職を「不自然だし、茶番は茶番」と感じたり、研修会終了の定刻になると彼らは一目散に帰宅する）。この章は、ODの開発者たちがパロアルトグループをはじめ米国の家族療法に影響を受け、恐らく高度に訓練された専門家であることを示唆している点でも興味深いが、先の評者の予感を支持するように感じた。ODも、わが国特有の治療構造や対人関係において現地のそれとは少し異なる形で受容されつつあるのだろうし、その適応がひきこもりや夫婦関係の問題などへ拡大しているのも不思議ではない。同様に、米国におけるODの展開もフィンランドや日本とはまた少し異なるようである。

本書の第九章で、斎藤自身が自らのOD体験を開陳していることも話題となった。最後に彼が「集団の中で一人でいられる……やっと精神科医になれた気がする」と呟くシーンに、かつて同氏も論じた人気SFアニメのテレビ版最終回を連想する読者もいるだろう。しかし、かような私小説的展開こそ日本の心理療法家には共感を呼びやすい。私小説といえば、本書を上梓直後、同氏は長年寄り添った愛猫を亡くし、その喪失体験を当事者研究としてネット上に報告した（それを読んだ評者は不覚にも涙した）。その後、同氏宅には家族の悲嘆からの回復を補完すべく二匹の保護猫が迎えられた。その名をダイアンとローグという。和的ＯＤの戦略もなかなか巧みである。

『新訂増補 子どもの心に出会うとき——心理臨床の背景と技法』［書評］

村瀬嘉代子著、金剛出版、二〇二二

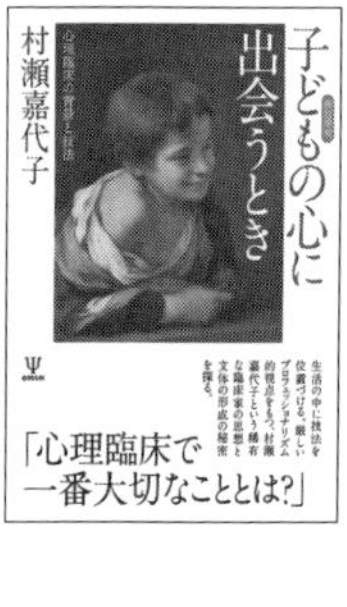
子どもの心に出会うとき
村瀬嘉代子
「心理臨床で一番大切なこととは?」

本書は、一九九六年に初版が上梓された同タイトルの著書の新訂増補版である。初版が世に出た頃は、スクールカウンセラー派遣事業や阪神淡路大震災後の「心のケア」における臨床心理士の活躍が注目され、その養成を目的とした指定大学院の設立も始まっていた。かように心理専門職に対する期待が高まっていた。そのような時代に本書（初版）の登場は、強いインパクトを与えたと記憶する。それまでの凡百の専門書とは明らかに一線を画し、心理臨床家のリアリティとインテグリティを見事に体現していたからである。

まず、特定の学派や理論に拘泥せず、きわめて平易な文章によって心理臨床の実践にあるべき所作を鮮やかに描き出している。例えば、巻頭の「治療関係における言語表現」と題する一編では、心理専門職の間で共有されていることばの多く（例えば、「支える」など）が、一見正論ではあるものの、実は臨床の現場ではクライエントに届かず、対話が成り立っていないと指摘する。そして、クライエントとの対話において適切なことばを選ぶ留意点として、①具体的な話を選ぶこと、②類語の知識や語彙を豊富にして、微妙な意味の違いを的確に表すこと、③臨床心理学のことばではなく、治療者自身のことばを使うこと、④誰にでも通じる通用範囲の広いことばを使うことなどを挙げている。これを、「多層的コミュニケーションの技法について具体的に述べている」などと、業界用語で要約してしまうのは野暮というものである。

しかしなにより驚かされるのは、重い情緒障害児や非行少年、機能不全家族、さらには殺人事件の被疑者など、従来の臨床心理学研究ではあまり報告されてこなかった相当に深刻な事例への対応を、著者が臆することなくつまびらかにしたことであろう。なかでも、「ピノキオから少年へ」と題する一編は、精神科医療の関係者の間でも話題になった。これは、激しい苛立ちと虚しさに突き動かされ、家庭や学校での反抗と暴力が止まらない一四歳の少年の心の成長を著者との交流を軸に描いた記録であるが、まるで講談師のような著者の滑らかな語り口に魅了される。例えば、少年の母親は、次のように描写される。

家業は近所に進出してきた大手の店舗に押されがちな上、サラリーマン家庭育ちの母親は商家の主婦になりきれず、殊に家業の朝の早さが苦痛。……母親は夫の実直さを認めつつも、素朴で短気な人物にあきたりない想いを抱く。

わずか三行足らずの表現に、少年の家庭のひんやりとした空気が感じられるのではなかろうか。読者は良質のドラマを観終えたような深い読後感を抱くに違いない。

新訂増補版では、初版収録の各論文に著者自身の附記が追加され、新たに最近の論考四編も加わり、心理臨床のあり方に対する著者の提言がより明確になっている。初版の出版より四半世紀を経て、心理臨床をとりまく状況は大きく変わった。なにより支援が必要な多くのクライエントの背景が様変わりしている。初版当時は、あまりに自由闊達な著者のアプローチに対して、「心理臨床の枠を逸脱している」というような無粋な批判もあったと聞くが、前述のピノキオ少年事例のように「周囲の人々から上手に助力を得る」ことは、今日、多職種連携・多機関連携として広く認知されている。今般、改めて読み返す機会を与えられ、評者は本書が心理臨床の専門性を明示していることに気づいた。その意味でも、今後、臨床経験を積んでゆく若い世代にこそ、本書を是非読んでほしいと思う。新しい表紙絵の少年——スペインの画家、ムリーリョの作品——の表情が、子どもの話を聴き入る著者そのものであることを申し添えておきたい。

『精神療法の基礎と展開
――「受容～共感～一致」を実践するために』［書評］

原田誠一著、金剛出版、二〇二一

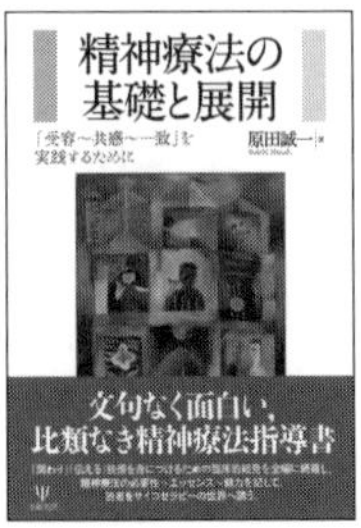

欧米のような心理臨床の訓練と実践が根づきにくいわが国において、欧米由来の心理療法の多くは自ずと中途半端で折衷的な様相を呈してきた。東畑開人氏は、わが国の一般的な心理療法は、「認知行動療法をトッピングした精神分析もどきのユンギアンフレイヴァー溢れるロジェリアン」と揶揄されるとし、その本質に霊的次元から心的次元の中間に位置する「心未満」臨床への志向性を指摘している（森岡正芳編『治療は文化である――治癒と臨床の民族誌』〈『臨床心理学』増刊第一二号〉二〇二〇を参照）。しかも、現代における心未満臨床の象徴的存在として神田橋條治氏を挙げ、近年の同氏が好む「気」＝心未満の世界が今日もなおわが国の心理臨床に確かな場所をもっているという。評者は、東畑氏の大胆な切り口と小気味よいレトリックに強い感銘を受けたが、同時に神田橋氏の実際の影響は心未満の臨床にとどまらず、少なくとも彼のフォローワーである臨床家は患者・クライエントに心をめぐる仮説の共有と検証をめぐる対話（サイコロジカルトーク）を提供していると思った。というのも、神田橋氏を師と仰ぐ原田誠一氏の臨床実践が念頭に浮かんだからである。

本書は、「保険診療の枠内で適宜認知行動療法を組み入れた治療を行う」と旗印を掲げているクリニックを営む原田氏が最近一〇年間余に発表した論考を集成したものであり、その臨床実践のすべてを余すことなく伝授した最高の指南書である。著者の心理療法は、クライエント中心療法の「受容~共感~一致」を基本としながら、それを実践するために、治療のさまざまな局面に認知行動療法的な見立てと技法を織り込んでゆくスタイルであり、たしかに折衷的に見えるが、決して中途半端ではない。本書では、「回避/強迫」「自動思考」「生活の狭小化/活動量の減少」や「対話型・思考記録」など、認知行動療法の専門用語を差し挟むサイコロジカルトークの豊富な事例が紹介されるが、それらは心理療法家の活動に制約が少なくないわが国の臨床現場にも活かせるように見事にローカライズされている。

心理療法の初心者は、本書の第I部「精神療法で一番大事なもの」の前半と第II部の「初回面接、見立て」「初回面接での認知行動療法の用い方」あたりから読み始めると良い。一方、目下の臨床現場で悪戦苦闘している心理療法家は、第II部の後半と第II部の「治療が停滞して見通しをもちにくいときの対応と工夫」「治療のゆきづまりで次の一手を工夫する」を読むと胸のつかえが下りるのではなかろうか。

著者の語り口は平易で親しみやすく、巧みな論述の要所々々に挿入される学術論文のみならず一般の文芸作品や伝承の引用は心理臨床を志す読者の琴線に触れることだろう。かくも豊穣かつ気品に満ちた（そして抜群に面白い）認知行動療法のテキストを評者は知らない。著者は、二人の恩師（神田橋氏と宮内勝氏）に共通する臨床と教育指導のスキーマ——実学の重視、生活を見る視点、日常語による臨床と研究、排他的な忠誠よりも葛藤をもち続けることの奨励など——を堅実に継承しているのである。その意味で、本書は心理療法の教育と指導はいかにあるべきかを明示した優れた指針でもある。

■初出一覧

I　門前小僧の習い

- **はじめての神田橋講義**　神田橋條治著／黒木俊秀・かしまえりこ編『神田橋條治 医学部講義』一〜四頁、創元社、二〇一三
- **精神科臨床医の養成に王道なし**　『治療の聲』第八巻第一号、三五〜三九、二〇〇七
- **うつの心理療法のゆくえ**　『こころの科学』通巻一七七号、一四〜一九頁、二〇一四
- **うら悔から今日の精神療法の裏を読む**　『年報』二三〜三三頁、朝倉記念病院、二〇一四
- **戦後日本の精神医学史――ガラパゴス化と精神病理学が花開いた七〇年代**　『臨床心理学』第一七巻第三号、二七三〜二七七頁、二〇一七
- **精神科薬物療法の作法――身体論者としての中井久夫**　統合失調症のひろば編集部編『中井久夫の臨床作法』（こころの科学増刊号）七六〜八〇頁、日本評論社、二〇一五
- **林道彦先生の航跡**　『朝倉の風に乗って――林道彦先生還暦記念集』八七〜一〇四頁、林道彦先生の還暦を祝う会、二〇〇七

II　雑念の鉱石

- **精神医学西南学派縁起**　神庭重信編著『私の臨床精神医学――九大精神科講演録』三五六〜三六七頁、創元社、二〇一四
- **エニグマとドグラ・マグラ――諸岡存助教授の関わり**　『九大精神科――百年の航跡』二一〜二三頁、九州大学精神科教室開講百周年記念事業実行委員会、二〇〇六
- **一九二〇年、パンデミック禍の精神医学者たち**　井原裕ほか編『コロナ禍の臨床を問う』（こころの科学増刊号）二一〜二九頁、日本評論社、二〇二一
- **中脩三先生と森田療法とナチズム**　『年報――朝倉記念病院開院20周年記念誌』四〜七頁、朝倉記念病院、二〇〇二
- **「治る」ということ**　『福精協（福岡県精神科病院協会）会報』第三一巻第三号、三九頁、二〇〇三
- **終わりある服薬と終わりなき服薬**　『精神療法』第三三巻第一号、一二二〜一二四頁、二〇〇七
- **うつ病医療のポピュラリゼーションと日本的うつ病論のゆくえ**　宮岡等・黒木俊秀・齊尾武郎・栗原千絵子著『精神医学の羅針盤――精神科の五大陸をめぐる冒険』五四〜五八頁、篠原出版新社、二〇一一
- **自殺衝動に襲われたら？――慢性うつ病患者による漫画療法の一例**　松本俊彦・斎藤環・井原裕監修『私はこうしてサバイバルした』（こころの科学：メンタル系サバイバルシリーズ）五一〜五九頁、日本評論社、二〇一七
- **世界精神医学会ブエノスアイレス大会紀行**　『精神神経学雑誌（精神経誌）』第一一三巻第一一号、［編集後記］一一六八頁、二〇一一
- **脳科学に接近する精神療法のゆくえ**　『精神療法』第四一巻第三号、［巻頭言］三〇六〜三〇七頁、二〇一五

四

・**相談室臨床に思う**　『日本臨床心理士養成大学院協議会報』第一四巻第一号、［巻頭言］一～三頁、二〇一八

・**パンデミックと復活の日**　『こころの科学』通巻二一一号、八〇～八一頁、二〇二〇

・**論文の書き方――学会誌に掲載されるために**　第一一八回日本精神神経学会学術総会、ワークショップ「研究のまとめ方、論文の書き方（精神神経学雑誌編集委員会企画）」にて発表、福岡市、二〇二二年六月一八日

Ⅲ　星々を見送る

・**池田先生との冒険**　『池田暉親名誉教授を偲ぶ――業績集』四八～四九頁、宮崎大学医学部臨床神経科学講座精神医学分野、二〇一五

・**大きな腕の中に抱えられて――追悼 中尾弘之先生**　『中尾弘之先生追悼文集』七二～七三頁、九州大学大学院医学研究院精神病態医学部分野、二〇一九

・**糸井孝吉先生の〝正論〟談義**　『九州大学精神科同門会誌』二〇〇九

・**追悼 安藤延男先生**　『教育と医学』第六三巻第一号、二〇一五

・**追悼 西園昌久先生・中井久夫先生**　『精神神経学雑誌（精神経誌）』第一二五巻第三号、［編集後記］二四五頁、二〇二三

Ⅳ　「本」であそぶ

・**［解説］「変わり者」のパノラマ図鑑**　西丸四方著『異常性格の世界――「変わり者」と言われる人たち』二三一～二三七頁、創元社、二〇一六

・**『分裂病の回復と養生』**［書評］　『こころの科学』通巻九六号、九七頁、二〇〇一

・**『統合失調症探究――構造の中の主体性』**［書評］　『精神神経学雑誌（精神経誌）』第一一三巻第一号、一一六五頁、二〇一一

・**『双極Ⅱ型障害という病――改訂版うつ病新時代』**［書評］　『精神神経学雑誌（精神経誌）』第一一五巻第一一号、一一六二頁、二〇一三

・**『精神医学を視る「方法」』**［書評］　『精神療法』第四一巻第四号、六〇五～六〇六頁、二〇一五

・**『現場から考える精神療法――うつ、統合失調症、そして発達障害』**［書評］　『臨床心理学』第一八巻第三号、三七三頁、二〇一八

・**『金閣を焼かなければならぬ――林養賢と三島由紀夫』**［書評］　『こころの科学』通巻二一六号、九六頁、二〇二一

・**『精神病理学私記』**［書評］　『精神神経学雑誌（精神経誌）』第一二三巻第五号、三〇一頁、二〇二一

・**『まんが・やってみたくなるオープンダイアローグ』**［書評］　『臨床心理学』第二一巻第五号、六二六頁、二〇二一

・**『新訂増補 子どもの心に出会うとき――心理臨床の背景と技法』**［書評］　『臨床心理学』第二一巻第五号、六二八頁、二〇二一

・**『精神療法の基礎と展開――「受容～共感～一致」を実践するために』**［書評］　『臨床心理学』第二二巻第四号、五三〇頁、二〇二二

おわりに

「それはねえ、うわさ話の好きな人かな」

あの時、「精神科医に向いているのはどんな人物か?」というだれかの質問に対して、一座の中心におられた神田橋條治先生は確かにそのようにお答えになったのである。私には、先生が自分に「キミは精神科医になれ」と仰っているように聞こえた。まさに天啓であった。

時は、私が九州大学医学部六年生の秋、場所は、九大精神科の医局であった。当時は、今のような初期研修制度はなく、医学部を卒業するとそのまま希望する母校の診療科教室に入局することが多かった。そのため、毎年秋頃になると翌年に卒業と医師国家試験を控えた医学部六年生を対象とした医局説明会が各科の持ち回りで開かれ、学生の気を引く飲食物が用意された懇親の時間に移ると、教員と学生はフランクに歓談した。先の質疑応答は、その時のものである。

しかし、神田橋先生の回答を天啓と受け止めた私の反応は、精神医学的には関係妄想と診断されるだろう。なぜなら、その当時、私は神田橋先生とはまだなんら面識はなく、しかも精神科入局を卒後の進路として考えていたわけでもなく、半ば冷やかし半分で医局説明会に紛れ込んでいたに過ぎない。にもかかわらず、先生の恐らくは気まぐれな一言が、その後の医師としての私の人生を決定した。

こうしたほんのちょっとした偶然のきっかけが人々の重大な判断を左右し、やがてはその人の人生を大きく変えてゆく。そうした実例を医師として出会った多くの人々に見てきた。ともあれ、その顚末がいかなるものになるにせよ、最終的に各自が運命や因縁として受け入れてゆくようになるのだ。私もその一人であり、今では精神科医になったことを天職とさえ思うようになった。その理由を考えると、なにより本書に紹介した多くの先輩方をはじめとする（うわさ好きな）魅力的な人々と出会えたことが大きいと感じる。私は、彼らと折々の物語を交わし、あらゆる人間模様を評し、さまざまなうわさ話に興じることにより精神医学を自らの血肉と成しえたのである。本書には、そうやって私の歩むべき道を教えてくださった方々への感謝の思いが込められている。

それにしても私が入局した頃の九大精神科は、名文家がそろっていた。なにしろ私の指導医は、作家の森山斉楙（ペンネーム、帚木蓬生）先生であったし、その森山先生をして文章指導の師と言わしめたのが、中尾弘之教授であった。また、神田橋先生は恩師の桜井図南男先生ゆずりの洒脱な文章を得意とされた。そのほかにも教室の同門には私家版の随筆集を送ってくださる方が少なくなかった。そのような恵まれた（その実、厳しい）雰囲気に包まれて私は文章修行に励んだ。

もっとも私が好んで書くものは、高校時代より愛読してきた筒井康隆やジャズピアニストの山下洋輔の作品になにかしら感化されていると思う。パロディの手法は、和田誠の文体模写やデビュー当時のタモリの密室芸を取り入れている。ついでに言うと、私の少々ひねった精神医学の歴史観は、私淑したジャズ評論家、相倉久人の影響ではなかろうか。今回、本書を編集するにあたって、図らずも自分が壮年を過ぎてもなお一九七〇年代のサブカルチャーを満喫した思春期へ「退行」を繰り返してきたことに気づいた。ここでもまた神田橋先生の「ダメな自分になっちゃったとき、くだらないが楽しくて充実していた時代を持っていたら、そこへ退行することで休める」（本書、六五頁）という指摘を引用しておきたい。オタクとは、「勇気ある退行」なのだろう。

本書の制作にあたっては、多くの方々にご協力いただいた。神田橋先生をはじめ、各出版社には初出原稿の収載をご快諾いただいた。写真・画像等の提供と掲載については、朝倉記念病院の林道彦氏と中村美智代氏、並びに、内海健、嘉嶋領子、川嵜弘詔、とおりすがり、三ヶ田智弘の諸氏にお許しいただいた。あわせて厚く御礼を申し上げたい。また、元・創元社の渡辺明美氏には、迅速かつ周到な編集作業とともにオタク好みの素敵な装丁を仕立ててくださったことに深く感謝している。最後に、長年、私のオタク趣味をいぶかしがりながらも黙認してくれている、わが最良のパートナー、りえに心から「いつもありがとう」と伝えたい。

二〇二四年　新春

著　者

黒木俊秀（くろき　としひで）

九州大学大学院人間環境学研究院臨床心理学講座・教授。国立病院機構肥前精神医療センター臨床研究部・顧問。特定非営利活動法人九州大学こころとそだちの相談室・理事長。

宮崎県出身。一九八三年、九州大学医学部卒。医学博士、臨床心理士。佐賀医科大学講師、九州大学大学院医学研究院准教授を経て、二〇〇七年より国立病院機構肥前精神医療センター臨床研究部長、二〇一〇年より同医師養成研修センター長（兼任）。二〇一三年四月より現職。肥前精神医療センター・臨床研究部顧問を兼務。二〇一八〜二〇二〇年、九州大学教育学部長、二〇二一年〜現在、同大学大学院人間環境学府附属総合臨床心理センター長を兼務。

専門：臨床精神医学、臨床心理学。

所属学会：日本精神神経学会、日本森田療法学会、日本うつ病学会、日本臨床精神神経薬理学会など。

その他、「教育と医学の会」理事、公益社団法人メンタルヘルス岡本記念財団評議員、認定NPO法人SOS子どもの村JAPAN理事などを務める。

主な編著書：『DSM-V研究行動計画』（みすず書房、二〇〇八）、『現代うつ病の臨床』（創元社、二〇〇九）、『発達障害の疑問に答える』（慶應義塾大学出版会、二〇一五）、『発達障害の精神病理II』（星和書店、二〇二〇）、『臨床心理学スタンダードテキスト』（金剛出版、二〇二三）など。

微視的精神医学私記《オタクてきせいしんいがくしき》　黒木俊秀著作選集《くろきとしひでちょさくせんしゅう》

二〇二四年三月一〇日　第一版第一刷発行

著　者　黒木俊秀
発行者　矢部敬一
発行所　株式会社 創元社
〈本　社〉〒五四一-〇〇四七
大阪市中央区淡路町四-三-六
TEL 06-6231-9010（代）
FAX 06-6233-3111
〈東京支店〉〒一〇一-〇〇五一
東京都千代田区神田神保町一-二 田辺ビル
TEL 06-6811-0662（代）
〈ホームページ〉https://www.sogensha.co.jp/
造　本　上野かおる
組　版　東 浩美
印刷所　株式会社 太洋社

〈検印廃止〉乱丁・落丁本はお取り替えいたします。

ISBN978-4-422-11826-0 C3011